MANUEL

DU SYPHILITIQUE

OU LE

TRAITEMENT DES MALADIES SECRÈTES,

MIS

A LA PORTÉE DE TOUT LE MONDE.

MANUEL

DU SYPHILITIQUE

ou le

TRAITEMENT DES MALADIES SECRÈTES,

mis

A LA PORTÉE DE TOUT LE MONDE.

Ouvrage spécialement destiné aux personnes qui n'ont aucune notion de la Médecine, où l'on trouve les moyens de se guérir soi-même AVEC OU SANS MERCURE et de préparer tous les remèdes nécessaires.

Par ROUVIÈRE desPrivas, Chirurgien.

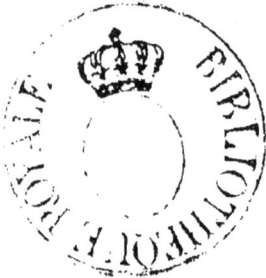

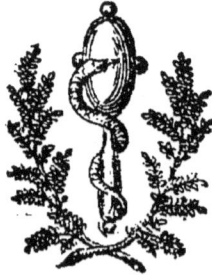

MARSEILLE,

1832.

DE L'IMPRIMERIE D'HYPPOLITE BOUSQUET,
Place St-Louis n° 5.

AVIS AU LECTEUR.

———

Parmi l'innombrable variété de maladies qui afflige l'espèce humaine, il n'en est pas une peut-être qui n'ait à son tour servi de base aux opérations des spéculateurs ; il n'est pas un peuple, depuis le plus simple jusqu'au plus civilisé qui n'ait été et qui ne soit encore exploité journellement par les inventeurs ou les distributeurs de remèdes prétendus infaillibles ; le Wigwam du sauvage indien et les salons de nos riches cités se ressemblent en ceci que les dupes et les fripons, les badauds et les charlatans y abondent en égale quantité. Mais de toutes les maladies connues, il n'en est certainement aucune qui ait donné au charlatanisme autant de prise et de chances de succès que la maladie vénérienne. Son origine presque mystérieuse, son étonnante propagation, la variété de ses symptômes, sa ténacité, son mode de communication, l'espèce de honte, de pudeur qui l'accompagne, la difficulté de la guérir, en voilà plus qu'il n'en fallait pour attirer l'attention des empiriques et pour fournir à leurs arcanes un vaste débouché. Aussi n'y a-t-il rien de plus

prodigieux que le nombre des remèdes secrets ,
des découvertes précieuses , admirables , etc.
etc., qu'on a successivement publiés contre
cette maladie. On ferait un gros livre de
leurs titres seulement. Une seule chose est
peut-être plus surprenante encore , c'est la
crédulité avec laquelle la plupart de ces remèdes sont accueillis. Il semble vraiment que
les hommes se piquent de faire beau jeu
à qui sur ce point veut les duper , et l'on
voit chaque jour des personnes très éclairées
d'ailleurs , abandonner les médecins instruits
et à réputation , pour confier leur santé et
leur vie à des charlatans qu'elles ne connais-
sent pas.

Mais si l'on ne peut s'empêcher de plaindre
et de déplorer un pareil aveuglement , comment qualifier les pièges que la cupidité la
plus éhontée tend journellement aux malheureux atteints de la Syphilis ?.... Les men-
songes grossiers , les promesses absurdes qu'on
leur débite avec une effronterie , un aplomb
imperturbables ?.... Que dire à ceux qui
affirment que leur spécifique bon pour toutes
les maladies qui affligent le genre humain,
anéantit comme par enchantement le virus
vénérien quelque ancien et quelque invétéré
qu'il soit ?.... Que répondre à qui n'hésite

pas à assurer que sa nouvelle découverte dans laquelle il n'entre pas de Mercure, bien entendu, guérit en peu de temps la vérole la plus complète? . . . . N'en est-il pas d'assez osés pour ne demander que sept ou huit jours pour la cure radicale de la Syphilis?... (1) D'autres suivent une marche différente et annoncent pompeusement un ouvrage où ils enseignent l'art de se traiter soi-même. Une annonce de cette nature fait présumer sinon du savoir, au moins de la bonne foi. On s'empresse d'acheter le précieux écrit dans la ferme persuasion que le charlatanisme n'y sera pour rien. Vain espoir, l'illusion tombe et au lieu d'un ouvrage scientifique, on ne trouve qu'une espèce de prospectus où l'auteur fait l'éloge de son remède, et rapporte les certificats de quelques personnes qui le pro- nent et qui, le plus souvent, ne sont que des compères complaisans ou intéressés.

Quant au spécifique infaillible dont, à dé- faut d'autres lumières, vous espérez trouver du moins la recette dans l'ouvrage tant vanté, gardez-vous de croire que l'auteur l'y ait insérée. Il vous dira le nombre de bouteilles qu'il en faut employer pour la guérison de tel ou tel symptôme; il détaillera la manière

---

(1) Voyez toutes les annonces dans les journaux.

de s'en servir ; il indiquera soigneusement les
adresses des nombreux dépôts qu'il a établis
et comme il connaît la répugnance univer-
selle des malades pour le Mercure, il affir-
mera hautement qu'il n'en entre point dans
sa composition ; mais il se gardera bien de
vous fournir les moyens de vous en convaincre
en vous indiquant la manière de préparer
vous-même ce médicament, et du reste ce sera
de sa part un acte de prudence très louable,
car comme l'a dit un savant : « Le grand
« jour est prodigieusement contraire au mé-
« rite des remèdes secrets. » (1)

Au moyen de certaines préparations chi-
miques qu'il est inutile de détailler ici, l'on
obtient du Mercure un sel connu sous le nom
de Deuto-Chlorure de Mercure (vulgairement, Sublimé Corrosif,) dont quelques grains
seulement, dissous dans un liquide, suffisent
pour composer un remède très violent et d'une
grande énergie contre la Syphilis. Lorsque
cette petite quantité de sel se trouve amal-
gamée avec un sirop quelconque, il devient
très difficile d'en reconnaître la présence,
même par l'analyse chimique ; c'est ce qui
enhardit nos célèbres inventeurs à affirmer

(1) Mérat , Dictionnaire des Sciences médicales.

effrontément tout ce qui bon leur semble. Il arrive de là que le public séduit par de pompeuses annonces, paye souvent très cher quelques grains de Sublimé incorporés dans une bouteille de Sirop de Mélasse, et que tel malade pour qui les préparations mercurielles sont de véritables poisons soit à cause de la faiblesse de sa constitution, soit par suite de la susceptibilité de ses organes, soit par l'irritabilité de son système nerveux, soit enfin par l'antipathie de son estomac pour ce médicament, il arrive, dis-je, qu'un tel malade fait à son insu usage d'un poison qui le conduit lentement au tombeau.

« *Si l'observateur philosophe peut rire de* « *ces faiblesses et de ces ruses, le publi-* « *ciste philantrope doit gémir de la puissance* « *de l'ignorant charlatanisme qui prend tou-* « *tes les formes, élude toutes les lois, pour* « *exploiter, comme l'a dit un publiciste, la* « mine la plus riche qui existe..... La cré- « dulité publique, *et nuire à la fois à la mo-* « rale, *aux lumières et à la santé des hom-* « mes. (1)

« *On peut conclure, dit M. Mérat dans le* « *même ouvrage, sans risque de se tromper*

(1) M. Cadet de Gassicourt. Dictionnaire des Sciences Médicales.

« *dans le plus grand nombre de cas , que te-*
« *nir un remède secret , c'est faire preuve*
« *d'ignorance , montrer de la cupidité , man-*
« *quer à la délicatesse ; que ce n'est faire*
« *aucun cas de sa réputation qui est ce qu'un*
« *homme de bien a de plus cher ; en un mot ,*
« *que c'est se placer au dessus de toutes les*
« *convenances sociales. Il n'y a que la faim*
« *ou l'abjection la plus profonde qui puisse*
« *décider des hommes à s'assimiler aux mi-*
« *sérables coureurs de trétaux.* »

*Ce sont là des verités incontestables , des
vérités qui doivent dessiller les yeux des personnes trop confiantes , et les empêcher de se
fier à toutes ces annonces trompeuses , à tous
ces remèdes qui guérissent de tous les maux ,
à tous ces spécifiques devant lesquels la maladie vénérienne disparaît miraculeusement
et qui ne sont le plus souvent que des pal-
liatifs ou des repercussifs d'autant plus dangereux qu'ils ont la funeste propriété d'i-
noculer la Syphilis constitutionnelle en faisant
rentrer le virus dans la masse du sang et
de changer une maladie simple en une maladie compliquée et dangereuse ; funeste propriété , en effet , car elle a fait plus de victimes et causé plus de morts que ne le ferait
en plusieurs années la guerre la plus meur-
trière.*

J'ai pu , dans le cours d'une longue pratique, me convaincre que la plupart des malades qui font usage de ces remèdes désastreux
et qui se confient à des empiriques ne le font
le plus souvent que par timidité et par la
honte insurmontable qu'ils éprouvent à se confier à leurs médecins ordinaires dans ce genre
de maladie. Ah ! si ma faible voix pouvait
se faire entendre d'eux , combien ne leur di-
rais-je pas que c'est précisément dans cette
cruelle maladie qu'il est toujours très avantageux d'avoir un médecin qui connaisse dès
long-temps le tempéramment du malade , qui
l'ait étudié de longue main et qui modifie avec
une parfaite connaissance de cause et les remèdes et le régime. Quant à ceux que ces
considérations ne pourraient pas convaincre
et qu'une pudeur au dessus de tout raison-
nement empêcherait de suivre la marche la
plus simple et la plus naturelle, de quel avantage ne serait-il pas pour eux d'avoir un
guide qu'ils pussent secrétement consulter
et qui les préservat ainsi des embuches que
leur tend de toutes parts la famélique cupidité des charlatans !

Ce sont toutes ces considérations qui m'ont
fait penser que ce serait rendre un utile
service à la société, que de chercher à re-
medier à ces graves inconvéniens. L'ouvrage

qu'on va lire n'a pas d'autre but ; il est destiné aux malades qui désirant le secret avant
tout, veulent se traiter eux-mêmes ; il est fait
pour les prémunir contre toute erreur, toute
méprise et pour les arracher aux mains des
empiriques et aux dangers des remèdes secrets.
J'ai essayé d'y retracer d'une manière claire
et succinte ; 1° la description des divers symptômes vénériens dont on peut être atteint ;
2° le traitement local qui convient à chacun
de ces symptômes ; 3° le régime à suivre ;
4° les divers traitemens généraux et l'indica-
tion de celui qui est le mieux approprié à
chaque cas; 5° les circonstances, rares à la
vérité, où la présence d'un homme de l'art
devient indispensable ; 6° la manière de traiter les femmes enceintes et les jeunes enfans;
7° enfin la formule de tous les remèdes nécessaires aux divers traitemens, afin que l'on
puisse les préparer soi-même.

Au moyen de cet ouvrage, les malades
pourront suivre un traitement sûr, régulier,
et allier la sûreté au mystère, en se traitant
eux-mêmes tout aussi secrètement qu'il leur
conviendra. Ils auront encore l'avantage,
en préparent les remèdes de leurs mains,
d'y trouver une grande économie et de pouvoir
n'y employer que des ingrédiens de première

qualité, ce qui ne contribue pas peu à accélérer la guérison ; ils seront assurés de l'exactitude des doses et de la propreté des préparations, certitude très importante aux yeux des personnes délicates qui sont d'avance dégoutées par la seule idée que les remèdes peuvent avoir été manipulés avec peu de soins ; enfin ils ne seront plus exposés aux remèdes mystérieux dont les bases ordinaires ne sont autre chose que le Mercure , le Copahu ou le poivre de Cubèbe, remèdes souvent très dangereux et toujours repoussans.

Mon but n'est certainement pas de faire de mes lecteurs autant de praticiens consommés , ni de prétendre les initier complètement aux mystères d'une science dont l'étude exige une longue suite d'années et des expériences multipliées. J'ai voulu seulement mettre toute personne ae bon sens et d'une intelligence ordinaire assez au fait de la maladie vénérienne pour qu'elle puisse reconnaître facilement les symptômes dout elle est affligée et y adapter sans hésitation le traitement convenable ; je désire surtout prémunir les malades contre les effets de l'ignorance et la cupidité des charlatans. Je ne me suis dissimulé du reste aucune des difficultés d'un pareil ouvrage ; je sais combien il est rare qu'on réussisse à parler convenablement à tout le monde d'une chose que tout le monde ne comprend pas et qu'il est beaucoup plus aisé de faire parade d'érudition que de s'exprimer simplement, en termes faciles et intelligibles à tous. Des hommes d'un talent supérieur auraient peut-être hésité ; quant à moi je n'hésite pas, certain que, si le but que je me suis proposé n'est pas atteint, il se trouvera après moi quelque praticien habile, quelque médecin instruit qui, reconnaissant les défauts de mon ouvrage, se dévouera à faire mieux et à remplir la lacune que je n'aurai pas réussi à combler.

Les hommes de l'art ne trouveront rien de neuf dans ce livre. Après les ouvrages de savans tels que ASTRUC, MONTEGGIA, FABRE, SWEDIAUR, CULLERIER, LAGNEAU, etc, il n'y a plus rien à découvrir ; la question est épuisée et ces grands praticiens ont à peine laissé à glaner après eux. Je ne puis donc que mettre à profit leurs découvertes, puiser dans leurs écrits, me servir de leur expérience et resserrer dans un cadre plus étroit leurs doctes leçons, en y joignant quelquefois avec timidité ce que j'ai pu recueillir pendant trente années de pratique dans le traitement exclusif de ce genre de maladies.

QUELQUES MOTS

SUR L'ORIGINE DE LA SYPHILIS.

QUELQUES MOTS

SUR L'ORIGINE DE LA SYPHILIS.

Malgré les savantes et laborieuses recherches de beaucoup d'hommes distingués, rien n'est moins certain encore que l'origine et l'histoire du mal connu sous le nom de Syphilis ou maladie vénérienne. Vainement des auteurs du plus grand mérite, des médecins célèbres animés du zèle le plus vif, s'en sont longuement occupés ; leurs travaux dont je suis bien loin de méconnaître les difficultés et les résultats utiles, n'ont ni atteint complètement le but qu'ils se proposaient, ni dissipé d'une manière satisfaisante les nuages et les doutes qui existaient à ce sujet : l'incertitude règne toujours et l'on peut, aujourd'hui comme autrefois, poser les questions que s'adressait à lui-même le célèbre M. Cullerier : (1) *la Syphilis existait-elle avant la fin du 15ᵉ siècle ? A-t-elle paru spontanément à cette époque ? A-t-elle été apportée en Europe d'une autre partie du globe ?* Questions auxquelles on peut ajouter celle-ci : *Cette maladie est-elle une dégénérescence de la Lèpre ?*

(1) Dictionnaire des sciences médicales.

Ces quatre suppositions peuvent également être admises ou rejetées ; de fortes raisons militent pour et contre chacune d'elles, et à analyser seulement tous les écrits qu'elles ont occasionnés, il faudrait enfanter des volumes. Telle n'est point sans doute mon intention ; je n'entrerai pas dans une polémique déjà si ancienne et toujours indécise ; je me contenterai d'exposer très succintement un petit nombre des principales preuves sur lesquelles s'étaie chaque opinion.

S'il faut en croire les écrivains qui affirment l'ancienneté de la Syphilis, non seulement elle était connue en Europe avant la découverte du nouveau monde, mais dès la plus haute antiquité. Pour premier argument ils citent le passage du Lévitique où le législateur des Hébreux s'exprime ainsi : chap. 15, v. 2. « Si un homme a une perte de semence, il sera « impur. — v. 3. Il sera jugé sujet à ce vice, « lorsqu'à chaque moment une vilaine humeur s'attachera à sa chair (sa verge). — « v. 4. Tout lit dans lequel il dormira, et tout « endroit où il sera assis sera immonde. — v. 5. « Si quelqu'un touche à son lit, il lavera ses « vêtemens, et même après s'être lavé avec « de l'eau, il sera immonde jusqu'au soir. — « v. 13. Si celui qui est attaqué de cette maladie guérit, il comptera sept jours depuis

« sa guérison ; et après avoir lavé ses habits
« et tout son corps dans les eaux vives, il sera
« pur. — v. 14. Et le huitième jour il prendra
« deux tourterelles ou deux pigeonneaux ; puis
« il se présentera devant le Seigneur à l'entrée
« du tabernacle du témoignage, et il les don-
« nera au prêtre. — v. 15. Qui en sacri-
« fiera un pour le *péché* et l'autre en holo-
« causte, et il priera pour lui devant le
« Seigneur, afin qu'il soit purifié de l'écoule-
« ment de sa semence. »

Ce passage de l'écriture signifie clairement,
selon eux, qu'il y avait déjà du temps de
Moïse, des écoulemens par la verge ; qu'ils
étaient considérés comme contagieux et qu'on
séquestrait les personnes qui s'en trouvaient
atteintes, afin qu'elles ne les communiquassent
point.

Les mêmes auteurs pensent que l'ulcère dont
Satan frappa Job n'était autre chose qu'un ulcère syphilitique ; ils se fondent sur la description qu'il fait lui-même des symptômes et
des souffrances qu'il éprouve. (1)

---

(1) Livre de Job.

Chap. 7, v. 5. « Ma chair s'est revêtue de pourriture et d'une
« poussière sordide ; ma peau s'est desséchée et ridée. »

Chap. 16, v° 8. « Maintenant la douleur m'accable, et tous
« mes membres sont réduits à rien. — v° 14. Dieu m'a environné
« de sa lance, il m'a percé les reins, il ne m'a point épargné,
« et a répandu sur la terre mes entrailles. — v. 15. Il m'a fait

Enfin ils soutiennent que la maladie dont
se plaint le roi David dans ses psaumes (1)
n'a pu être que la vérole.

On trouve dans Swediaur (2) l'anecdote
suivante racontée par l'évêque *Palladius* qui
vivait au quinzième siècle. Il s'agit d'un her-
mite nommé Héron , qui jusqu'alors avait mené
une conduite très vertueuse. « Enfin Héron
« saisi par l'influence d'un mauvais génie , et

« blessures sur blessures, et il s'est jeté sur moi comme un géant.
« — v. 17. Ma face s'est tuméfiée à force de pleurer et mes paupières
« se sont obscurcies. — Chap. 19. v. 17. Ma femme a eu
« horreur de mon haleine, et j'implorais l'assistance de mes
« propres enfans. — v. 20. Ma bouche s'est collée à ma peau ,
« après que mes chairs ont été consumées, et il n'est resté que
« mes lèvres au tour de mes dents. — Chap. 30, v. 17. Pendant
« la nuit, ma bouche est transpercée de douleur , et les tourmens
« qui me dévorent ne me laissent point de repos. — v° 27. Mon
« intérieur a été en feu sans aucun repos ; les jours d'affliction
« m'ont surpris. — v° 30 Ma peau s'est noircie sur moi , mes os
« se sont desséchés à cause de brûlures. » (La fièvre.).

(1) Pseaume 6, v. 3. « Ayez pitié de moi, Seigneur , parce
« que je suis infirme ; guérissez-moi , mon Dieu , parce que mes
« os sont ébranlés. » Pseaume 31 , v° 3. « Parce que je me suis
« tû , la courruption s'est invétérée dans mes os , me faisant crier
« tout le jour. » Pseaume 37 , v. 4. « Votre colère n'a rien laissé
« de sain dans ma chair ; mes os n'ont point de repos à la vue
« de mes péchés. — v. 6. La pourriture et la corruption s'est
« mise dans mes plaies , et cela à cause de mes folies. — v. 7.
« Je suis devenu misérable, et courbé sans cesse ; je marche ac-
« cablé de tristesse durant tout le jour. — v. 8. Parce que mes
« reins sont remplis d'agitations , et qu'il n'y a rien de sain dans
« ma chair. »

(2) Traité complet des maladies vénériennes ou syphilitiques ,
2 vol. in-8° , Paris , 6° édition.

« transporté comme d'un feu dévorant , ne
« put rester dans sa cellule ; il part tout-à-
« coup pour Alexandrie ; le dessein de Dieu
« l'y appelait et suivant le proverbe , *chassait*
« *un clou par l'autre* (c'est-à-dire , l'orgueil
« par l'humiliation de sa chute). En effet ,
« il se précipita dans l'oubli de ses devoirs,
« qui devait à la fin le conduire malgré lui
« à son salut. Il fréquentait les théâtres , les
« hyppodromes , et passait sa vie dans les ca-
« barets. De l'excès de la bonne chère et du
« vin , il tomba dans l'abus des femmes et du
« plus sale libertinage. Ayant résolu de pécher,
« il eut commerce habituel avec une danseuse
« de pantomime et lui déclara le mal (ou bles-
« sure) qui le tourmentait. Sur ces entrefaites,
« il lui vint dans certains organes un charbon
« ou anthrax (probablement ce que nos prati-
« ciens appellent un chancre) sur le gland. Le
« mal devint si grave dans l'espace de six mois,
« que ses parties tombèrent en pourriture et
« se séparèrent d'elles-mêmes. Enfin, ayant été
« guéri , et retournant chez lui privé du mem-
« bre qu'il avait perdu, il retourna à Dieu et
« au souvenir du royaume des cieux. Il con-
« fessa devant les Sts-Pères tout ce qui lui était
« arrivé et ne se laissa plus surprendre par le
« démon ; il s'endormit (il mourut) peu de
« jours après. »

Le savant Astruc rapporte dans ses œuvrés
la traduction du témoignage d'un nommé
Thomas Gascoigne, chirurgien anglais, qui
vivait au milieu du 15e siècle. Voici en entier
ce curieux morceau : « Moi Thomas GASCOIGNE,
« docteur en théologie, quoiqu'indigne, qui
« ai écrit et recueilli ceci. J'ai connu, dis-je,
« plusieurs hommes qui sont morts de la pu-
« tréfaction des parties génitales et de leur
« corps ; laquelle corruption et pourriture,
« comme ils l'ont eux-mêmes avoué, leur
« avait été causée pour avoir eu un com-
« merce charnel avec des femmes. Un duc du
« premier rang en Angleterre, savoir, *Jean*
« *de Gaunt*, est mort d'une semblable pourri-
« ture des parties naturelles et de son
« corps, qui avait été produite par la fré-
« quentation des femmes. C'était en effet un
« grand fournicateur, que l'on connaissait
« même pour tel dans toute l'Angleterre.
« Avant sa mort, étant détenu au lit par cette
« infirmité, il montra cette putréfaction à
« Richard II, roi d'Angleterre, lorsque ce
« prince fut le visiter pendant sa maladie :
« ce récit m'a été fait par un bachelier en
« théologie qui le savait. De même aussi le
« sieur Will, homme d'un âge très-avancé
« et habitant la ville de Londres, est mort
« d'une pareille putréfaction de ses parties

« génitales et de son corps , causée par la
« conjonction charnelle avec des femmes,
« comme il l'a confessé lui-même plusieurs
« fois avant son décès , lorsque de sa propre
« main il distribuait des aumônes ; c'est ce que
« j'ai su l'an de notre Seigneur 1430. »

Les extraits qu'on a lus plus haut , la description de l'ulcère de l'ermite Héron et la
maladie dont moururent Jean de Gaunt et
Will sont , il faut l'avouer , de puissans argumens en faveur de l'opinion que j'analyse
en ce moment.

Mais indépendamment des preuves qui précèdent , les partisans de cette opinion n'ont
point négligé celles qu'ont pu leur fournir des
actes et des réglemens faits à des époques déjà
reculées. C'est ainsi qu'ils ont exhumé de la poussière où elles dormaient ensevelies , plusieurs
ordonnances de police concernant les lieux
de débauche de la ville de Londres ; ces ordonnances sont de 1430 ; elles renferment un
article où il est question des personnes chargées *de la garde des femmes infectées d'une*
maladie que tout le monde avait en horreur.
On en remarque un autre où il est défendu
sous les peines les plus graves de laisser pros-
tituer les femmes infectées de *l'Arsure* qui est
la même chose que la *Gonorrhée.*

Le savant Astruc que j'ai déjà cité, rap-

porte dans ses œuvres un statut de la reine
Jeanne, fait en 1347, concernant les lieux
publics de débauche d'Avignon ; il est écrit
en langue provençale telle qu'on la parlait
à cette époque ; on y remarque particulièrement l'article suivant :

ARTICLE 4.

Original.

« La reino vol que toudés lous samdès la
« Baylouno et un barbier deputat das Consuls,
« visitoun todos las fillos debauchados, que
« seran au bourdeou ; et sé sen trobo qual-
« cuno qu'abia mal vengut de paillardiso,
« que talos fillos sian separados et lougeados
« à part, afin que non las counougoun ;
« per évita lou mal que la jouinesso pourrié
« prenré. »

Traduction.

« La reine veut que tous les samedis, la
« baillive et un chirurgien préposé par les
« consuls, visitent chaque courtisanne, et s'il
« s'en trouve quelqu'une qui ait contracté du
« mal provenant de paillardise, qu'elle soit
« séparée des autres, pour demeurer à part,
« afin qu'elle ne puisse point s'abandonner

« et qu'on évite le mal que la jeunesse pour-
« rait prendre. »

D'après ce que j'ai rapporté jusqu'ici, l'on
pourrait, ce semble, considérer comme suf-
fisamment démontré le sentiment qui fait remonter à une époque bien antérieure à la
découverte de l'Amérique, l'existence d'écoulemens et d'autres symptômes contagieux se
communiquant par le coït. Il serait facile de
corroborer cette opinion, en accumulant ici
une foule d'autres détails, d'autres faits, tous
à peu près semblables et tous concourant au
même but. J'estime pourtant qu'il vaut mieux
me borner à ceux qui précèdent comme les
plus concluans et les moins contestés.

Quelque bien établie que puisse paraître au
lecteur l'opinion déjà rapportée dans ce livre,
je ne dois point lui dissimuler qu'elle a été
vivement combattue par des écrivains du plus
grand mérite, parmi lesquels on remarque
Van Swieten, *Gertonner* et le savant *Astruc*.
Ce dernier surtout se fait remarquer par la
force, je dirai même par la passion qu'il a
mise dans cette polémique.

Voici les principaux moyens employés par
ces auteurs : ils ont cherché à démontrer que
la Syphilis fut apportée en Espagne par Christophe Colomb et par ses compagnons à leur
retour de Saint-Domingue, en 1493; que l'an-

née suivante, les soldats espaguols qui furent envoyés à Naples, l'y introduisirent ; que là, elle fut communiquée aux Français qui faisaient le siège de cette ville et qui lui donnèrent le nom de mal de Naples ; que ces Français, en retournant dans leur pays, la répandirent en Italie où elle fut appelée mal français ; que rentrés dans leur patrie, ils en infectèrent leurs compatriotes ; qu'alors elle se propagea avec une si inconcevable rapidité, qu'en moins de deux ans elle avait envahi la France, l'Écosse, l'Allemagne et la Hongrie ; que dans son origine ses caractères furent si effrayans, sa marche si subite, ses effets si désastreux, que le parlement de Paris rendit un édit enjoignant à toute personne infectée de la *grosse Gorre*, comme on l'appelait alors, de sortir de la capitale, SOUS PEINE DE MORT.

Les argumens n'ont point manqué pour soutenir toutes ces propositions et de nombreux volumes existent pour attester l'esprit et l'érudition de ceux qui les avancèrent ; mais vains efforts ; ils n'ont pu ni décider la question, ni amener la conviction de ceux qui les ont suivis ; on est même presque forcé de convenir que tous les raisonnemens d'Astruc, que tous ces échafaudages de preuves accumulées à grand peine et après les plus pénibles recherches, sont bien près de s'écrou-

ler devant les considérations suivantes dont
je ne présenterai qu'un résumé très-succinct;
mais qu'on pourra trouver avec tous leurs
développemens dans le grand dictionnaire des
sciences médicales.

Si, laissant de côté ces interminables dé-
bats sur l'origine de la Syphilis et oubliant
tout ce qu'on a pu dire pour ou contre son
existence avant l'an 1493, nous nous bornons
à considérer la manière dont elle s'est communiquée et propagée, nous serons forcés de
convenir que cette propagation elle seule est
déjà un fait très difficile à concevoir et à expliquer. En effet d'après tous les historiens,
voici comment elle aurait eu lieu.

Christophe Colomb parti de Palos, port
d'Espagne, le 3 août 1492, avec trois bâtimens et cent vingt marins ou soldats, aborda
à Saint-Domingue le 6 décembre suivant.
Après en avoir pris possession et y avoir cons-
truit un fort dans lequel il laissa 38 hommes,
il fit voile pour l'Europe où il fut de retour
le 6 janvier 1493 avec les 82 compagnons
qui lui restaient et 9 naturels de Saint-Domingue qu'il avait amenés avec lui ; il relâ-
cha aux Açores où il demeura trois jours ;
une violente tempête le força ensuite d'entrer dans le Tage et de jeter l'ancre le 6 mars
à Lisbonne où il passa sept jours, ainsi que

tout son monde , dans des fêtes et des réjouis-
sances continuelles. S'étant de nouveau em-
barqué , il revit enfin Palos d'où il était parti
7 mois et 9 jours auparavant , et de suite se
rendit par terre auprès du roi Ferdinand qui
avec la reine Isabelle se trouvait à Barcelonne
où Colomb arriva le 3 avril 1493.

Le 25 septembre de la même année il fit
voile de Cadix à la tête d'une seconde expédition composée de dix-sept navires , montés
par 1500 soldats , marins où aventuriers ; le
27 novembre il aborda à Saint-Domingue ; vers
le commencement de l'année suivante , il ren-
voya en Europe quatorze de ses bâtimens.
Dès ce moment les communications devinrent
fréquentes entre l'Espagne et la colonie , et
la navigation prit une grande extension. Colomb revint à Cadix le 11 juin 1496 avec 200
soldats que l'on dit avoir été infectés de la
maladie syphilitique.

Arrêtons - nous un instant et essayons de
raisonner. Comment se fait-il que Colomb au
retour de son premier voyage , ayant habité
Lisbonne avec tout son équipage pendant sept
jours entiers , tout son monde ayant été pendant ce temps dans des fêtes et des réjouis-
sances continuelles , comment se fait-il, dis-je ,
qu'aucun symptôme de Syphilis ne se soit déclaré dans cette ville , qu'aucun médecin,

qu'aucun auteur n'en ait conservé le souvenir? Comment se fait-il qu'ayant traversé une partie de l'Espagne dans leur route de Palos à Barcelonne, qu'ayant ensuite habité Cadix pendant plusieurs semaines, pour y préparer leur seconde expédition, comment se fait-il, encore un coup, que les compagnons de Colomb, n'aient laissé nulle part aucune trace de la maladie dont on les prétend infectés ? Comment se fait-il qu'on ne s'en soit ressenti ni à Lisbonne, ni à Palos, ni à Barcelonne, ni à Cadix ? A coup sûr, si ces hardis navigateurs, si ces marins intrépides avaient en effet le mal qu'on leur attribue, il faut qu'ils aient été des prodiges de vertu et de retenue pour ne l'avoir communiqué nulle part, ou s'ils l'ont communiqué, c'est peut-être un prodige encore plus grand que personne n'en ait parlé.

Quand je dis personne, je me trompe ; un auteur, un seul auteur, c'est *Roderic Dias*, médecin à *Séville*, a écrit en 1557 que des soldats avaient porté la Syphilis de cette dernière ville en Italie. Mais pour apprécier à sa juste valeur le témoignage de *Roderic Dias*, il suffit d'observer qu'il n'était point contemporain, puisqu'il a écrit soixante ans après l'origine présumée de la maladie ; qu'il peut d'ailleurs avoir été induit à erreur, et qu'enfin en pareille matière, une assertion unique, isolée; ne saurait être d'un grand poids.

Je poursuis : si les aventuriers qui suivirent Christophe Colomb avaient été attaqués de la maladie vénérienne, leur séjour dans le premier port où ils ont abordé eût fait époque dans les annales des misères humaines; un mal si étrange, si affreux ne se fût point répandu sans qu'on s'en fût avisé, et pour ainsi dire à la sourdine; il y a plus, s'ils l'avaient eu, il était impossible qu'ils ne le communiquassent pas. Qui ne connaît les marins et la vivacité de leurs passions? Qui ne sait qu'après de longues fatigues, des dangers sans cesse renaissans, des privations de toute espèce, des émotions violentes et de chaque jour, ces passions deviennent des besoins impérieux et irrésistibles? Certes ce n'était point dans des cités telles que Lisbonne, Barcelonne et Cadix qu'ils manquaient de moyens pour se satisfaire, et, je le répète, on n'en trouve dans ces villes aucune trace, aucun indice à cette époque. Enfin l'auteur de la vie de Christophe Colomb, n'oublie de parler ni des désastres qu'il essuya, ni des maladies qu'il éprouva, ni des médecins américains, ni d'une foule d'autres détails bien moins importans; il ne garde le silence que sur la Syphilis; ce silence est, selon moi bien signi-

ficatif , et si pour dernière preuve l'on veut
se donner la peine de rapprocher les dates,
on verra qu'il y a presque impossibilité phy-
sique à ce que les compagnons de Colomb
aient pu apporter l'infection à Naples à l'é-
poque que l'on désigne comme celle de la
naissance de cette maladie. Je pourrais étendre beaucoup plus loin ces développemens, si
je ne craignais de sortir du cadre que je
me suis tracé : j'espère que tels qu'ils sont, ils
paraîtront suffisans à mes lecteurs.

En résumé , la presque généralité des médecins modernes qui se sont occupés de ces
questions repoussent l'opinion du savant Astruc
et de ses partisans ; ils sont dans la ferme
persuasion que des symptômes de Syphilis
avaient été reconnus bien avant la découverte du nouveau monde ; mais ils reconnaissent aussi qu'à cette époque , cette maladie fit
une invasion plus générale qui prit naissance
en Italie , et qu'elle se répandit dans presque
toute l'Europe avec une rapidité et une malignité inouïes. La cause de cette brusque extension n'est pas bien connue. Plusieurs savans l'attribuent à une dégénérescence de la
Lèpre. Cette opinion paraît d'autant plus fon-
dée que la Lèpre était autrefois très commune,
puisqu'én France seulement , on comptait en
1225 dix-neuf mille Léproseries; depuis l'in-

vasion de la Syphilis, la Lèpre a diminué graduellement ; elle a même presque entièrement
disparu et les cas où on la rencontre encore
sont très rares.

Quoiqu'il en soit, le sujet n'est pas épuisé,
et ainsi que je l'ai avancé, chacune de ces
hypothèses peut trouver également des partisans et des contradicteurs ; j'en ai dit assez
pour mettre sur la voie ceux que ces recherches peuvent intéresser. Quand à ceux qui ont
le malheur d'être atteints de la Syphilis , peu
leur importe ordinairement qu'elle ait existé
de tout temps en Europe ou qu'on l'y ait im-
portée de l'Amérique en 1493. Ce qui est essentiel pour eux c'est de savoir comment elle
se communique, de pouvoir la découvrir sous
les différentes formes qu'elle affecte , d'en reconnaître sur le champ les symptômés quelque
déguisés qu'ils puissent être, et enfin d'être bien
instruits des moyens les plus prompts et en
même temps les plus efficaces pour s'en déli-
vrer. Tel est le but véritable que je me suis
proposé ; telle est la tache que j'ai entreprise ;
puissé-je avoir réussi !

DE LA SYPHILIS

ou

MALADIE VÉNÉRIENNE EN GÉNÉRAL.

On divise la Syphilis, ou maladie vénérienne, en symptômes *primitifs* et en symptômes *consécutifs*.

Les symptômes *primitifs* sont ceux qui se manifestent peu de temps après le coït impur et à peu de distance de l'organe auquel le virus a été appliqué : ce sont la Blennorraghie ou Gonorrhée, les Bubons, les Chancres ou Ulcères vénériens, et certaines Pustules humides des parties génitales externes.

Les Ulcères à la gorge, au nez, au palais et ceux qui se manifestent sur différentes parties du corps après un temps plus ou moins long à partir du moment de l'infection, certains Bubons, les excroissances, les affections du sytême osseux, etc., etc., s'appellent symptômes *consécutifs* ou Vérole.

Il est essentiel de bien établir la différence entre ces deux symptômes syphilitiques afin d'ap-

2

pliquer le traitement qui convient à chacun d'eux.

Je vais les traiter chacun séparément, indiquer les signes particuliers qui les caractérisent, la marche qu'ils suivent et les traitemens qui leur conviennent.

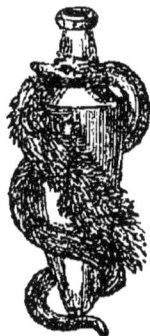

CHAPITRE PREMIER.

DES SYMPTÔMES PRIMITIFS.

___

DE LA BLENNORRHAGIE, GONORRHÉE

ou

CHAUDE - PISSE.

___

Cette maladie a reçu plusieurs noms ainsi que le titre seul l'indique. Les anciens la nommaient *Gonorrhée*, le vulgaire, *Chaude-pisse*; Swediaur et d'après lui, les médecins modernes l'ont appelée *Blennorrhagie*, nom qui convient parfaitement pour désigner un écoulement produit par l'irritation de la membrane muqueuse. (1)

Comme la Blennorrhagie est de tous les symptômes de la Syphilis le plus fréquent, quelquefois le plus opiniâtre, et celui qui fait journellement le plus de victimes, parce qu'il est traité soit trop légèrement, soit par des gens de

___

(1) On nomme membrane muqueuse cette partie de la peau qui est plus rouge, plus fine, plus délicate, et qui tapisse l'intérieur du nez, de la bouche, du canal de l'urêtre, du vagin, etc.

mauvaise foi ou sans expérience, j'entrerai dans quelques développemens, afin de mettre les malades en état de se fixer eux-mêmes sur la nature de leur maladie et sur les conséquences facheuses qui ne manquent pas de résulter d'un traitement palliatif ou mal administré.

On reconnaît deux espèces de Blennorrhagie, Gonorrhée, Chaude-pisse ou écoulement, comme on voudra l'appeler : l'une produite par un virus syphilitique, qu'on nomme blennorrhagie *syphilitique* ou *vénérienne* ; l'autre produite par une irritation quelconque qui prend le nom de Blennorrhagie *bénigne*, *simple* ou *d'échauffement*. Il est malheureusement très difficile, pour ne pas dire impossible de reconnaître la différence qui existe entre un écoulement vénérien et un autre qui n'a rien de syphilitique. Cette difficulté a été la même de tous les temps ; cela est tellement vrai que *Gabriel Fallope*, célèbre médecin de la ville de Parme, écrivait en 1555 : « Si vous me demandez comment distinguer « la Gonorrhée vénérienne de celle qui ne « l'est pas, je répondrai que rien n'est plus « difficile ni plus embarrassant. L'une et « l'autre se gagnent par le coït, la couleur « est la même dans les deux cas, etc. »

Malgré les progrès immenses qu'a faits la science depuis cette époque, nos connaissances n'ont rien acquis de positif sur ce point. Je pourrais citer une foule d'auteurs recommandables qui tous, en admettant deux espèces de Blennorrhagie, conviennent de l'impossibilité où l'on est de distinguer entre celles qui sont vénériennes et celles qui n'ont aucune malignité.

Parmi les savans modernes dont le sentiment fait autorité, je me contenterai d'en citer deux, MM. Lagneau (1) et Cullerier.

M. Lagneau : « On ne peut refuser d'ad-
« mettre l'existence de deux espèces de Gonor-
« rhée bien distinctes ; celles de nature vé-
« nérienne et celles qui tiennent à une cause ir-
« ritante quelconque, autre que le vice syphi-
« tique. Ces deux maladies, identiques en ap-
« parence, présentent néanmoins une diffé-
« rence bien essentielle, quoique impossible
« à saisir, et dont l'événement seul nous donne
« la connaissance : l'une peut causer la *Vé-
« role constitutionnelle*, tandis que l'autre n'en-
« traine jamais des suites facheuses pour la
« santé future du sujet. »

· Le savant et modeste M. Cullerier, (2) dans son excellent article *Blennorrhagie*, in-

---

· (1) *Vide* traité complet des maladies syphilitiques, par Lagneau, Paris 1828, 6ᵉ édition.

(2) M. Cullerier oncle, médecin en chef de l'hospice des vénériens à paris. ·

séré au grand dictionnaire des sciences médicales, n'hésite pas non plus à admettre des écoulemens vénériens et des écoulemens non vénériens ; il dépeint l'embarras où se trouve souvent le praticien le plus exercé, lorsqu'il balance, incertain si un écoulement tient à un vice syphilitique ou à toute autre cause ; puis il ajoute : « Si les remèdes anti-vénériens étaient
« dangereux et pouvaient occasionner des ac
« cidens, je déplorerais l'état de doute dans
« lequel on se trouve souvent ; mais comme
« ces remèdes sont innocens quand ils sont ad
« ministrés avec prudence, je n'hésite pas
« d'y avoir recours, toutes les fois que les ma
« lades ont le plus faible intérêt à jouir d'une
« santé irréprochable....» Plus loin :» Quand le
« malade mène une vie régulière, qu'il n'a pas
« l'habitude du vice, quand il a été trompé dans
« ses affections, quand surtout il est marié
« ou qu'il a des projets de mariage, j'ai re
« cours aux anti-vénériens, comme j'y aurais
« recours si le malade avait des Chancres,
« des Bubons, des Pustules, etc. . . je ne me
« suis jamais repenti d'avoir, dans ce cas,
« administré les remèdes anti-vénériens ; j'ai
« eu bien des fois à regretter trop de condescen
« dance dans des cas incertains et trop de con
« fiance dans des apparences trompeuses. »

Il n'est donc pas douteux qu'il y a des Blen-

norrhagies vénériennes et d'autres écoulemens
qui n'ont pas ce virus pour cause, de même qu'il
n'est malheureusement pas douteux que dans
l'état actuel de la science, nous n'avons aucun
signe certain pour apprécier cette différence.

Quelle que soit d'ailleurs la cause, quel que soit
le stimulus qui produit l'écoulement, il se développe, le plus ordinairement, du deuxième au
huitième jour après le coït entre une personne
saine et une personne infectée; rarement plus
tôt ou plus tard. On cite pourtant des cas où l'é-
coulement s'est établi dans les 24 heures et
d'autres où il ne s'est manifesté qu'après
un laps de quinze jours et même d'un mois.

Lorsque la maladie va paraître, on ressent à l'extrémité de la verge, au-dessous du
gland, une espèce de démangeaison, de prurit
qui bientôt se convertit en mal-aise, puis
en cuisson plus ou moins vive; vers le troisième
jour pour l'ordinaire, le gland se gon-
fle et devient rouge, l'ouverture du canal irritée, bientôt après l'écoulement s'établit; peu
important d'abord, léger, limpide, il va en
augmentant avec la douleur devenue brûlante,
particulièrement quand le malade rend ses
urines dont le besoin se renouvelle fréquemment; vers le huitième jour l'écoulement est
plus abondant, plus épais et de couleur jaune
verdâtre. Si l'inflammation augmente encore,

la membrane qui tapisse l'intérieur du canal, prend plus d'épaisseur et laisse par conséquent un moindre espace au passage de l'urine ; elle ne peut plus se prêter à l'allongement de la verge dont les érections sont très fréquentes pendant la nuit ; le canal de l'urètre est dans ce cas comme une corde tendue qui recourbe la verge quand celle-ci tend à s'alonger et occasionne de grandes douleurs ; c'est ce qu'on appelle vulgairement *Chaude-pisse cordée.*

J'ai dit que dans les premières heures de la maladie, la matière de l'écoulement était claire et limpide ; bientôt elle devient plus foncée, et quelques jours après, elle a l'apparence de pus , parfois sanguinolent; plus tard elle augmente d'abondance , s'épaissit et prend une couleur jaune verdâtre ; du vingtième au trentième jour , elle est d'un blanc terne et d'une consistance de crême ; elle devient ensuite muqueuse et filante comme de la salive ou de la glaire d'œuf, quand on la prend au bout des doigts; s'il y a un peu d'irritation , la couleur en est jaunâtre après qu'elle est séchée sur le linge ; différemment, les taches sont grisâtres et à peine visibles.

Tel est à peu près le cours que suit ordinairement la Blennorrhagie; je dis à peu près, car cette maladie offre souvent bien d'autres

variations, bien d'autres vicissitudes; bisarre et
parfois inexplicable, elle semble affecter l'in-
constance dans sa marche, et se plaire aux plus
brusques transitions. Tantôt elle est tellement
bénigne, tellement indolente, qu'elle ne cause
aucune douleur et n'est accompagnée d'aucune
irritation; les malades ne s'en aperçoivent souvent que par les taches que l'écoulement laisse
sur leur linge, tandis que d'autres, fois la cuisson
est des plus vives et l'irritation douloureuse se
propage tout le long du canal jusqu'à la vessie ;
le malade ressent de fréquentes envies d'uriner,
qu'il ne peut satisfaire qu'en très petite quantité, goutte à goutte et avec de grandes souffrances; l'émission de l'urine est quelquefois
précédée ou suivie de plusieurs gouttes de sang ;
enfin ces symptômes peuvent-être accompagnés
de ténesme, de douleurs aux aines, au bas
ventre, et même aux testicules et au périnée.

En général, la Blennorrhagie chez les femmes est moins douloureuse que chez les hommes; premièrement, parce que le siège du mal
est le plus souvent dans le vagin et que les
urines dans leur émission ne peuvent atteindre
cette partie, ni y causer de l'irritation. En
second lieu, parce que le canal de l'urêtre
chez les femmes est plus ample, plus court et
plus droit, tandis que chez les hommes ce canal
est quatre fois plus long, moins large et qu'il

forme une double courbure de la forme à peu près d'une *s* italique.

La Blennorrhagie peut produire des accidens plus ou moins sérieux : tel est l'engorgement des testicules qu'on nomme vulgairement *Chau-de-pisse tombée dans les bourses*. D'autres fois le stimulus se porte sur la vue ; c'est ce qui constitue la Blennorrhagie de l'œil ou *Ophtal-mie vénérienne* ; il peut affecter aussi les arti-culations , etc. , etc. Enfin si cette maladie est négligée ou mal traitée, elle peut, indé-pendamment de la Vérole constitutionnelle, occasionner des accidens secondaires d'une extrême gravité , tels que la *Strangurie* ou émission des urines goutte à goutte, avec des envies continuelles d'uriner, des *tumeurs uri-naires*, des *infiltrations d'urine*, des *fistules uri-naires*, etc. , etc.

Une question posée par le savant M. Lagneau, se présente maintenant : *Le virus qui produit la Gonorrhee est-il le même que celui qui pro-duit la Vérole et la Vérole peut-elle étre pro-duite par la Gonorrhée?* Avant de m'occuper du traitement de la Gonorrhée ou Blennorrha-gie, je crois essentiel d'éclaircir cette question; j'y suis d'autant plus disposé, qu'il y a malheu-reusement un grand nombre de personnes qui pensent que la Gonorrhée est toujours bénigne, c'est-à-dire, que ce n'est jamais qu'un simple écoulement, fruit d'une irritation quelconque, n'ayant rien de commun avec le virus syphilitique et ne pouvant, par conséquent, ni être le résultat de la Vérole, ni la produire dans aucune ciconstance; funeste erreur qui a de tout temps fait de nombreuses victimes et qui loin de se dissiper, ne cesse d'en faire encore chaque jour.

La première partie de la question que j'ai posée, a été depuis long-temps résolue par Hunter : « La matière d'une Gonorrhée, dit- « il, peut produire ou la Gonorrhée, ou le « Chancre, ou la Vérole; et la matière d'un « Chancre peut aussi donner lieu à la Gonor- « rhée, au Chancre ou à la Vérole. »

Ce passage n'est point équivoque, dit M. Lagneau, et l'expérience prouve chaque jour la vérité du sentiment de Hunter. Il n'est pas de praticien, pour peu qu'il ait l'amour de son art et qu'il veuille se donner la peine d'observer, qui ne voie chaque jour dans sa pratique des femmes atteintes de Chancres ou de Gonorrhée, communiquer aux hommes qui les fréquentent des symptômes tout différens. Je pourrais rapporter ici plusieurs observations qui me sont personnelles; mais je les passerai sous silence pour les remplacer par les suivantes qui appartiennent au célèbre M.

Cullerier, et que je puise dans le savant ouvrage de M. Lagneau. (1)

PREMIÈRE OBSERVATION.

« Trois jeunes gens furent ensemble chez
« une femme publique , et eurent successi-
« vement commerce avec elle. L'un fut pris
« d'une Blennorrhagie au bout de trois jours.
« Un Bubon parut chez le second au dixième
« et le dernier n'éprouva pas le moindre signe
« d'infection ; il s'est toujours bien porté ; j'ai
« donné des soins aux deux malades et leur
« ayant manifesté le désir de voir la fille qui
« les avait gâtés , ils la firent venir : je la
« visitai trois ou quatre fois à différentes épo-
« ques, et je suis resté convaincu qu'elle n'a-
« vait qu'un simple écoulement vaginal sans
« la plus légère ulcération. »

DEUXIÈME OBSERVATION.

« M*** avait de fréquentes communications
« avec une dame affectée d'un écoulement
« abondant. La crainte de compromettre sa
« santé , l'empêchait de se livrer à d'autres
« femmes. Il ne ressentit pas la plus légère
« atteinte de la maladie , pendant les six pre-

(1) Vide loco citato.

« miers mois ; mais alors le gland et le pré-
« puce se couvrirent de végétations en forme
« de choux-fleurs ; leur accroissement fut ra-
« pide et ne s'arrêta que par un traitement
« méthodique. La dame visitée alors, et plu-
« sieurs fois encore, pendant la cure qui dur a
« six semaines, n'a pas eu d'autres accidens
« que l'écoulement dont il a été fait mention. »

TROISIÈME ET QUATRIÈME OBSERVATIONS.

« Deux sœurs avaient eu communication avec
« un même jeune homme à peu de distance
« l'une de l'autre. Toute liaison était rompue
« depuis quelque temps, lorsqu'une d'elles s'a-
« perçut qu'elle avait des excroissances aux
« lèvres génitales, pour lesquelles elle me con-
« sulta : c'était des *choux-fleurs*. Pendant que
« je la traitais, sa sœur me fit la double con-
« fidence du commerce qu'elle avait eu
« avec ledit jeune homme, et des végétations
« qui lui étaient aussi survenues aux parties
« sexuelles. Elles présentaient les mêmes ca-
« ractères que celles de sa parente ; mais elles
« étaient beaucoup plus nombreuses. Le jeune
« homme que j'eus occasion de voir dans le
« même temps, avait un écoulement bénin
« qu'il conservait depuis six mois sans le faire
« traiter, croyant que c'était un simple échauf-

« fement. Il m'assura n'avoir jamais eu d'au-
« tre maladie vénérienne. »

CINQUIÈME OBSERVATION.

« M***, négociant d'une ville maritime,
« voyageait depuis deux mois sans avoir exposé
« sa santé avec aucune femme. Lorsqu'il fut
« arrivé à Paris, il fit la connaissance d'une
« jeune fille avec laquelle il cohabita. Après
« huit jours, il me fit appeler et je lui trou-
« vai le prépuce et le gland couverts de chan-
« cres profonds et douloureux. Je visitai la
« jeune personne qui n'avait qu'un écoulement,
« encore était-il fort peu abondant. Elle est
« restée sous mes yeux pendant le traitement
« de M*** et malgré les recherches les plus
« exactes, il ne m'a pas été possible d'aper-
« cevoir d'autres symptômes. » (1)

(1) Whately, médecin anglais, soutient que la matière de
la Gonorrhée et des Chancres est la même. (Whately, Gonorrhée virulente).

Swediaur s'est convaincu qu'une personne atteinte de la Gonorrhée peut donner des Chancres et qu'une Gonorrhée virulente peut être la suite d'une cohabitation avec une personne
infectée de Chancres. (Swediaur, Traité complet sur les maladies Syphilitiques.)

Hunter, Sawrey, Adams, etc., sont dans la même opinion.

« Les soldats, dit le docteur Hennem, médecin anglais, font
« l'amour par bande et il nous en est souvent arrivé un grand
« nombre à l'Hôpital, infectés par la même femme avec la-

Je pourrais rapporter des milliers d'observations pareilles, recueillies par des praticiens du premier mérite ; mais ce ne serait que répéter inutilement ce qui vient d'être dit. Ce petit nombre suffit d'ailleurs pour démontrer jusqu'à l'évidence que le virus de la Gonorrhée peut produire des Chancres, des Bubons, des excroissances, des Pustules humides ou tout autre symptôme primitif d'infection vénérienne et que, *vice versâ*, la suppuration provenant de ces divers symptômes est capable d'occasionner des écoulemens syphilitiques.

Après nous être convaincus que la matière de la Gonorrhée peut produire ou la Gonorrhée, ou des Chancres ou tout autre symptôme de Vérole, il nous reste à examiner si la Vérole peut être la suite de la Gonorrhée. Le vulgaire a depuis si long-temps résolu cette question d'une manière affirmative, que sa décision

« quelle ils avaient eu commerce, les uns après les autres ; « les uns avaient gagné un genre de maladie, les autres un « autre et quelquefois tous les deux. »

M. Vigaroux rapporte que six jeunes gens avaient tous cohabité avec la même femme l'un après l'autre ; le 1er et le 4me d'après l'ordre de la copulation, gagnèrent des Chancres et des Bubons ; le 2e et le 3me la Chaude-pisse, le 5me et le 6me un Bubon, (OEuvres de chirurgie pratique, Montpellier 1822.)

Le docteur Henner cite un cas semblable : la première personne ne prit rien ; la seconde eut des Chancres et des Poireaux et la troisième une Chaude-pisse. La copulation avait eu lieu dans l'espace d'une heure.

est passée en proverbe. Qui ne connaît en effet
cet axiome populaire ? « *La Chaude-pisse est
la mère de la Vérole.* » Quoiqu'il en soit,
voyons ce qu'en pensent les hommes de l'art.
- Des écrivains recommandables sous tous les
rapports, nous ont conservé une foule d'observations desquelles il résulte qu'une simple Gonorrhée négligée ou arrêtée avant d'avoir subi
un traitement convenable peut occasionner la
Vérole constitutionnelle. Hunter entre autres
cite une personne qui ayant eu à différentes
époques deux Chaude-pisses, toutes deux traitées d'une manière peu rationnelle, éprouva
après chacune d'elles des symptômes d'infection
générale. La première fois ce fut des ulcères
à la gorge, et la seconde des pustules sur tout
le corps. Ces deux maladies consécutives furent guéries par un traitement anti-vénérien.
Swediaur (1) assure non seulement avoir vu
plusieurs fois la Gonorrhée suivie de la Vérole,
mais avoir été lui-même attaqué de cette dernière maladie à la suite d'une Gonorrhée arrêtée par l'usage inconsidéré des purgatifs. Fabre
(2) rapporte également plusieurs faits semblables ; mais pour ne point trop multiplier les
citations, je me bornerai à joindre au témoi-

---

(1) Traité complet des maladies vénériennes, T. 1er.
(2) Traité des maladies vénériennes, 4me édition.

gnage des auteurs que je viens de nommer, quelques observations que M. Cullerier oncle citait habituellement dans ses cours sur les maladies vénériennes et qui sont rapportées par M. Lagneau dans le savant ouvrage (1) où j'ai déjà puisé plusieurs autres faits. Ces observations sont des plus concluantes ; ce sont des preuves auxquelles il n'y a rien à opposer ; elles font, pour ainsi dire, tableau et n'en sont que plus propres à convaincre les personnes étrangères à l'art de guérir à qui cet ouvrage est spécialement destiné.

PREMIÈRE OBSERVATION.

« M*** avait pour première infection une
« gonorrhée virulente depuis environ vingt
« jours ; elle coulait abondamment ; mais avec
« peu de douleur. La boisson ordinaire était
« une légère limonade. Tout à coup l'écoule-
« ment se supprima sans cause apparente ; les
« glandes de l'aine se tuméfièrent, devinrent
« douloureuses, la tumeur s'arrondit, le pus se
« forma rapidement, et le bubon s'ouvrit après
« neuf jours : il avait tous les caractères des
« bubons vénériens. Le malade fut traité en
« conséquence et depuis lors, il a toujours joui
« d'une bonne santé. »

(1) Vid. loc. cit.

DEUXIÈME OBSERVATION.

« D*** vint à l'hôpital pour se faire guérir
« d'un écoulement qu'il avait depuis plus d'un
« mois. Peu de jours après son entrée, il res-
« sentit des douleurs sourdes à l'aine droite ;
« Les glandes prirent du volume, mais avec
« lenteur. Il me fit part alors de son état ;
« je reconnus un bubon commençant. Je re-
« commandai l'usage d'une tisane de chico-
« rée et fis cesser tout autre traitement. Dans
« l'espace de quinze jours, la tumeur prit le
« volume d'un œuf de poule ; mais toujours
« sans douleur et sans inflammation. L'écou-
« lement diminua en raison des progrès du
« bubon et alors on procéda à un traitement
« mercuriel. L'engorgement prit la voie de la
« résolution. La gonorrhée reparut et s'accrut
« pendant environ trois semaines, en suivant
« la même gradation qu'on avait observée
« lorsqu'elle s'était arrêtée. Enfin, au bout
« de deux mois, la fonte du bubon fut com-
« plète et l'écoulement très bien guéri. »

TROISIÈME OBSERVATION.

« Une Jeune fille de cinq à six ans, qui
« n'avait jamais éprouvé d'attouchement de

« la part d'aucun homme et avait toujours
« joui d'une santé párfaite, ressentit des dou-
« leurs nocturnes dans tous les membres, et
« il lui survint de nombreuses végétations à la
« vulve, ainsi qu'à l'anus. La mère ne s'était ja-
« mais aperçue d'aucune autre incommodité que
« de fleurs blanches trés bénignes ; mais le père
« avait eu plusieurs gonorrhées dans sa jeu-
« nesse ; il se rappela même quand nous scru-
« tâmes sa vie passée, qu'il venait d'éprouver
« une de ces maladies dont il se croyait bien
« guéri, lorsqu'il se décida à communiquer
« avec sa femme, qui devint grosse de suite.
« Ce coït avait même rappelé son écoulement
« qui dura encore pendant un mois. »

Ces preuves sont péremptoires et si l'erreur était moins difficile à déraciner je m'abs-
tiendrais d'en administrer de nouvelles ; mais
il s'agit d'une question trop grave pour
que je ne désire pas amener la plus entière
conviction dans l'esprit de mes lecteurs ; j'espère que l'analyse que je vais faire de quelques autres observations particulières à M.
Lagneau lui-même, pourra y suffire. (1)

Ce savant médecin raconte qu'en 1805, il fut
consulté par un officier qui, deux ans auparavant, avait eu une gonorrhée très simple
en apparence, laquelle avait été traitée par

(1) Vid. loc. cit.

des tisanes et un régime convenable. Sa santé
s'était soutenue parfaitement durant la pre-
,mière année ; mais la seconde , il ressentit
des maux de tête très violens, avec un enchifrè-
nement habituel. Ne soupçonnant à ses incommodités aucun rapport avec son ancienne Gonorrhée, il les négligea ; mais enfin , son état s'aggra-
vant tous les jours , il se détermina à faire
appeler M. Lagneau. Voici dans quel état le
trouva ce médecin : le front était très saillant,
tant par l'effet du gonflement des os que par
l'ampliation des sinus frontaux ; la peau qui
recouvre l'intérieur de ces cavités , secrétait
une quantité considérable de mucus de couleur
verte , quelquefois noirâtre et d'une odeur fé-
tide , ce qui annonçait un point de carie dans
le sinus d'où le malade sentait descendre la
matière ; la violence des maux de tête était en
raison inverse de cet écoulement ; l'intérieur
du nez se trouvait beaucoup rétréci par le gonflement de la peau qui le tapissait ; on n'a-
percevait d'ailleurs aucun autre signe d'infection. Après avoir questionné le malade, M.
Lagneau reconnut la cause de la maladie ; il
n'hésita pas à prescrire un traitement anti-
vénérien qui fut exactement suivi et dont le
succès fut complet. Tous les symptômes dis-
parurent graduellement en moins de trois mois.

En 1817 un domestique âgé de 40 ans fut

envoyé chez M. Lagneau pour être traité d'une douleur très vive qu'il éprouvait dans la jambe gauche ; Cette douleur était survenue depuis huit jours, à la suite d'un petit voyage pendant lequel il avait été mouillé ; elle se faisait particulièrement sentir pendant la nuit. M. Lagneau l'ayant attentivement visité, reconnut une *Périostose* (1) qui occupait toute la surface interne du tibia (2) gauche, et à la région épigastrique (3) une énorme quantité de pustules crouteuses qui présentaient tous les signes distinctifs des pustules vénériennes. Le malade interrogé, avoua sans balancer qu'il avait eu cinq ans auparavant, étant militaire, une Gonorrhée gagnée dans un lieu suspect, qui s'était terminée après quinze jours d'un traitement léger ; depuis lors, cet homme dont le teint et l'embonpoint annonçaient la santé la plus robuste, n'avait pas ressenti la moindre incommodité qui put lui faire croire à l'existence d'une maladie aussi grave que celle qui venait de se déclarer. « Comme jétais mora- « lement convaincu, ajoute M. Lagneau, qu'il « ne pouvait avoir aucun intérêt à me tromper, « en assurant qu'il n'avait jamais éprouvé d'au-

(1)Tuméfaction, gonflement de la membrane qui recouvre les os et qu'on nomme *Périoste*.

(2) L'os le plus gros de la jambe.

(3) Vulgairement le creux de l'estomac.

« tres symptômes syphilitiques, *la Gonorrhée*
« *me parut suffisante* pour donner lieu à des
« accidens consécutifs de cette nature , dont
« il fut d'ailleurs heureusement débarassé après
« deux mois de traitement régulier , etc. »

Un jeune homme qui n'avait jamais eu d'autre maladie vénérienne que des Gonorrhées ,
en contracta enfin une dernière qu'il traita par
de simples délayans. Huit mois s'étaient à peine
écoulés depuis cette légère maladie, que sans
qu'il se fut exposé à contracter de nouvelles infec-
tions , il lui survint tout-à-coup des ulcères à la
gorge, des pustules sur tout le corps et des
croûtes au cuir chevelu ; tous symptômes consécutifs graves dont il fut guéri par un traitement méthodique.

M. Lagneau , après avoir rapporté encore
plusieurs autres observations toutes plus concluantes les unes que les autres et renvoyé les
personnes désireuses d'en connaître un plus
grand nombre, aux registres de l'Hospice des
vénériens de Paris, où fourmillent les exemples
d'Exostoses , de Caries , d'Ulcères à la gorge ,
au nez, etc., etc. , venus à la suite de Gonorrhées mal traitées ou négligées, M. Lagneau ,
dis-je , s'exprime ainsi : « D'après ce qui pré-
« cède, il me semble superflu de multiplier les
« faits propres à étayer ma manière de voir
« sur cette intéressante question. Je me bor-

« nerai donc à dire, d'une manière générale,
« que je pourrais encore citer bon nombre
« de cas, où des Chancres aux parties sexuel-
« les, des ulcérations profondes de la gorge,
« des ozènes (1) des fosses nazales, des dou-
« leurs ostéocopes, (2) des pustules cutanées,
« squameuses, croûteuses ou ulcérées, des végé-
« tations et même l'alopécie (3) n'ont pas d'au-
« tre origine que des écoulemens blennorrha-
« giques. »

En voilà bien assez sur ce sujet ; je ne crois
pas qu'il se trouve encore des personnes dis-
posées à nier l'identité du virus de la Vérole
avec celui de la Gonorrhée. Si, contre mon
attente, malgré les autorités imposantes dont
j'ai invoqué le témoignage, il y avait encore
des incrédules, je ne pourrais que les renvoyer
aux praticiens éclairés, à ceux surtout qui ha-
bitent les grandes villes où les maladies dont
je parle, sont plus fréquentes. Il n'en est aucun, j'en suis sûr, qui n'ait observé que la
Gonorrhée simple produit très communément
toute la série des syptômes affreux qui caractérisent la Vérole constitutionnelle et que ré-

(1) Ulcère rongeant l'intérieur du nez , qui exale une puanteur insupportable.

(2) Douleur qui se fait sentir dansles os ou dans les articulations

(3) Perte des cheveux.

ciproquement, chacun de ces symptômes peut à son tour reproduire la Gonorrhée.

S'étonnera-t-on, après ce qu'on vient de lire, de voir tant de jeunes gens descendre tout-à-coup dans la tombe au milieu des plus affreuses douleurs? S'étonnera-t-on que d'autres peut-être plus infortunés encore, sentent s'accumuler sur eux toutes les infirmités d'une vieillesse prématurée, et soient condamnés à trainer péniblement les tristes restes d'une existence débile et maladive? Veut-on savoir à quoi tiennent de si déplorables résultats, qui peut causer d'aussi funestes anomalies? Veut-on connaître le mal qui a usé ces malheureuses victimes, qui a vouté leur taille, amaigri leurs membres, jauni leur teint, cavé leurs yeux, troublé jusqu'à leur intelligence, qui, si rapidement, a dévoré des corps brillans naguère de jeunesse, de force et de santé? Hélas! Un mal bien léger en apparence, un mal dont, dans leur présomption de jeunes hommes, ils riaient avec leurs amis et pour la guérison duquel, crédules et confians, ils se sont livrés au premier charlatan qui a voulu les tromper en leur promettant une prompte guérison. Malheureux! cette prompte guérison, c'était une loterie dont toutes les chances étaient contre vous, et votre vie servait d'enjeu!....

Qu'est-ce que cela pourtant auprès des dé-

sordres que peut occasionner dans un ménage
une simple Gonorrhée mal guérie ? Combien
de jeunes époux en ont fait et en font chaque jour l'affreuse expérience ! combien de
jeunes femmes à peine mariées voient se déclarer des écoulemens abondans que , dans leur
ignorance , elles qualifient de fleurs blanches,
tandis que leurs maris, insoucians et oublieux
de leur vie passée , ne songent pas même à les
révéler au médecin. On se contente de prendre
quelques boissons insignifiantes ou quelques remèdes de bonne femme; qu'arrive-t-il? Le poison
poursuit sourdement ses ravages ; bientôt ce
n'est plus un simple *Symptôme primitif*; c'est
un vice radical qui a envahi toutes les parties
du corps qu'il mine sourdement ; les roses de
la santé s'effacent , l'embonpoint disparaît, la
gorge se flétrit ; leurs formes si parfaites deviennent sèches et anguleuses ; souvent, innocentes victimes, elles sont frappées de stéri-
lité ; ou, si la nature faisant un effort sur elle-
même, leur procure les douceurs de la mater-
nité , elles ne procréent que des êtres valétudinaires et contrefaits, rebut de l'espèce humaine, honte de leurs parens qui regrettent
chaque jour de leur avoir donné l'existence ;
trop heureuses encore, si dans un âge plus
avancé , les douleurs affreuses d'un Cancer au
sein ou d'un Ulcère à la matrice ne leur font

pas hâter de tous leurs vœux, le terme de leur vie comme celui de leurs maux.

Voilà une esquisse bien faible des calamités physiques qui accompagnent ordinairement la négligence avec laquelle on considère la Syphilis. Que serait-ce si j'avais ici déroulé l'épouvantable tableau des tortures morales produites par le même motif, les jalousies, les défiances, les haines, les troubles domestiques, les séparations dont il est journellement la source inaperçue ? Que ne puis-je faire passer dans l'ame de mes lecteurs l'intime conviction que je possède à ce sujet ! Que ne m'est-il permis de les introduire dans l'intérieur des familles et de soulever à leurs yeux le voile qui couvre les scènes étranges dont une longue pratique m'a rendu l'involontaire témoin ! Ah, si je ne puis les frapper d'une terreur salutaire, qu'ils écoutent du moins les habiles praticiens, les savans renommés qui n'ont tous qu'une seule voix à ce sujet ! Qu'ils sachent bien que le symptôme syphilitique le plus léger, le plus inoffensif en apparence, c'est la Vérole tout entière, avec tout son hideux cortège et toute sa longue suite de calamités ; qu'ils agissent en conséquence ; qu'ils ne négligent pas une minute, pas une seconde ; qu'ils emploient sur le champ un traitement régulier et méthodique ; cela n'est ni difficile, ni dispendieux, et, je ne saurais trop le redire, la santé de la vie entière en dépend.

———◄◦►———

TRAITEMENT DE LA GONORRHÉE

OU BLENNORRHAGIE.

Je divise le traitement de la Gonorrhée, ainsi que celui de tous les autres symptômes syphilitiques, en traitement *local* que j'indique immédiatement après avoir décrit la maladie à laquelle il s'applique, et en traitement *général* ou *spécifique* dont les détails seront rejetés plus loin, et conviennent sans exception à tous les accidens de la Syphilis.

Ainsi dans la Gonorrhée, avant d'employer le traitement *général* ou *spécifique*, il faut s'occuper d'abord à combattre l'inflammation du canal de l'urètre. Cette inflammation est quelquefois peu de chose, mais quelquefois aussi elle est très intense et cause de grandes souffrances. Dans les cas les plus ordinaires où la douleur est modérée et supportable, le malade suivra un régime adoucissant; il se privera d'alimens forts, de viandes et de poissons salés ou fumés, de mets épicés ainsi que de liqueurs spiritueuses; il boira de la tisane n° 1, 2, 3 ou 4, ou bien il les remplacera à son choix par du sirop d'orgeat ou de gomme qu'il ne prendra que bien étendu d'eau.

Dans la Gonorrhée virulente ou inflammatoire, l'irritation s'étend tout le long du canal, et plus ou moins profondément vers le col de la vessie; les érections sont fréquentes et occasionnent des douleurs intolérables ; le canal de l'urêtre se trouve très enflammé, engorgé, dur et, comme je l'ai déjà dit, forme une espèce de corde au dessous de la verge qui la tient courbée et l'empêche de s'allonger, ce qui a fait donner à cette variété de la maladie, le nom de chaude-pisse cordée. Dans cet état, déjà il est urgent que le malade observe la diète et garde le repos ; il boira abondamment de la tisane n° 1 et 2 ; il fera usage de lavemens de mauve, de bains de siège et de bains entiers ; si ces moyens ne sont pas suffisans, il faudra appliquer de 15 à 20 sangsues (1) au Périnée, (Espace com-

---

(1) Manière d'appliquer les sangsues.

Choisissez-les de préférence d'une grosseur moyenne, bien vives et qui s'attachent facilement aux doigts quand on les prend; après les avoir laissées deux ou trois heures dans un verre sans eau, pour les faire ce qu'on appelle jeûner, on les passera sur un linge sec pour en absorber l'humidité, les irriter et les disposer à mordre plus facilement. On humectera la partie sur laquelle on doit les poser avec du lait, ou de l'eau tiède sucrée ; s'il y a des poils on les coupera. Cela fait, on mettra les sangsues dans un petit verre à liqueur, de ceux à pied, et l'on en appliquera l'ouverture sur l'endroit où l'on veut qu'elles prennent, ce qu'ordinairement elles ne tardent pas à faire. Une

pris entre l'anus et les testicules) ; après qu'elles seront tombées et que les plaies auront bien coulé, on appliquera au même endroit, un cataplasme de farine de graine de lin, ce qui facilitera encore le saignement des piqûres ; on continuera ces cataplasmes pendant un jour ou deux ; ils auront le double avantage d'appaiser l'inflammation et de calmer l'irritation produite à la peau par la piqûre des sangsues.

Le plus ordinairement une seule application de sangsues suffit pour soulager le malade et

fois qu'elles auront pris, on ne doit plus les toucher jusqu'à ce qu'elles tombent d'elles mêmes. S'il s'en trouvait quelques unes qui s'endormissent, c'est-à-dire, une fois pleines qui ne tombassent pas, il ne faudrait pas les arracher de force. On leur ferait lâcher prise en mettant dessus une pincée de cendre ou de sel ; quand elles seront tombées, on facilitera l'écoulement du sang, en humectant souvent les piqûres avec un linge ou une éponge imbibée d'eau tiède, ce qui empêchera qu'il ne se forme des caillots qui boucheraient les piqûres ; après avoir laissé saigner une ou deux heures, selon que le sang aura coulé plus ou moins abondament, on cessera d'éponger ; on séchera la partie et l'on y appliquera un linge sec.

Ces moyens sont ordinairement suffisans pour arrêter le sang ; mais s'il continuait à couler, on laverait les piqûres avec de l'eau froide à laquelle on pourrait ajouter un peu de vinaigre et même avec du vinaigre pur si le cas l'exigeait ; ensuite on y appliquerait un petit morceau d'amadou ou de charpie fine qu'on maintiendrait avec une bande ou avec toute autre chose.

On estime, terme moyen, qu'une sangsue un peu forte, peut tirer une demi once de sang lorsqu'elle est bien pleine, et que si on laisse saigner ensuite la piqûre pendant une heure, et que l'écoulement se fasse bien, il s'en écharppera une autre demi once. D'après ces données, on peut calculer approximativement la quantité de sang tiré.

lui rendre le repos. Mais d'autres fois aussi, quoique plus rarement, on est obligé d'y recourir deux ou trois fois. Enfin, malgré tous ces moyens, il peut arriver que les douleurs se maintiennent avec un tel dégré d'intensité, qu'elles forcent à avoir recours aux calmans. C'est surtout dans ces circonstances qu'on peut ajouter quelques gouttes de vin d'opium ou de laudanum liquide aux tisanes n° 1 et 2, comme il est dit au bas de leur formule. On peut également prendre, le soir en se couchant, une pilule calmante n° 9, et oindre extérieurement tout le canal de l'urêtre avec le cérat opiacé n° 6. Il est bien rare que l'irritation résiste à tous ces moyens réunis ; elle cède ordinairement en peu de jours et avant qu'on les ait épuisés. Quoiqu'il en soit, on observera bien de ne commencer le traitement général ou spécifique, que lorsque l'inflammation sera à peu près appaisée ; jusques là on n'emploiera pas d'autres moyens que ceux que je viens d'indiquer. Mais lorsque l'irritation et la douleur auront à peu près disparu, on commencera le traitement spécifique et on le continuera jusqu'à entière et parfaite guérison.

Un écoulement peut subsister, lors même que le virus est entièment détruit ; cela s'est vu et peut se voir quelquefois. Il faut alors le considérer comme résultant d'une faiblesse ou relachement du canal ; la matière qui suinte est bénigne et file comme de la salive ou de la glaire d'œuf quand on la prend au bout des doigts. Quand un écoulement est réduit à ce point, on peut l'arrêter sans crainte ni danger, en employant la potion balsamique de Choppart, n° 11 ou les bols balsamiques n° 10, ou enfin les injections astringentes n° 12. (1)

Il y a des malades, particulièrement les militaires et les marins, qui, pour rompre ce qu'ils nomment *la corde* et pour être plutôt guéris, se masturbent, vont voir des filles publiques ou, ce qui est encore pis, mettent la verge en érection étendue sur une table et donnent dessus, un grand coup de poing : la corde se rompt en effet, en occasionnant une douleur très vive et il en résulte une perte de sang et souvent une hémorragie très difficile à arrêter. Cette pratique, si elle est expéditive, est aussi infiniment dangereuse ; la corde qui est rompue n'est autre chose que le canal de l'urêtre qui est déchiré dans un ou dans plusieurs endroits, ce qui y occasionne souvent des Ulcères d'une guérison très difficile. Il n'est donc nullement prudent d'employer ce moyen violent.

(1) On trouvera la manière de faire les injections au bas de la formule n° 12.

DE LA BLENNORRHÉE

———◆◆◆———

On nomme *Blennorrhée* ou *Gonorrhée bénigne* une affection syphilitique semblable en tout point à la Gonorrhée virulente , si ce n'est qu'elle n'est point accompagnée d'inflammation. Ce n'est donc autre chose qu'un écoulement , par l'urêtre chez l'homme , par le vagin chez la femme , d'une matière claire , blanche , jaunâtre, quelque fois semblable à du pus, sans douleur ni irritation locale. Chez les femmes , on la nomme souvent *Fleurs blanches* ; cependant il est vrai de dire qu'on ne doit pas toujours considérer les Fleurs blanches comme résultant d'un vice vénérien.

La Gonorrhée bénigne est le plus ordinairement la suite d'une Gonorrhée virulente dont l'inflammation a entièrement disparu. Elle doit donc être considérée comme le dernier degré de cette maladie. Le traitement général ou spécifique devra donc être absolument le même ; seulement, il devra être mis de suite en usage, puisqu'il n'y a point d'irritation à combattre.

Si , lorsque le traitement général ou spécifique est terminé, l'écoulement persistait, on ferait usage de la potion balzamique de Choppart n° 11, ou des bols balsamiques n° 10. On pourrait également employer avantageusement les injections avec de l'eau et du vin, ou celles n° 12, ou la dissolution astringente n° 26.

DE LA GONORRHÉE

DU GLAND OU CHAUDE-PISSE BATARDE.

La partie du prépuce qui recouvre immédiatement le gland et qui est en contact avec lui, et le gland lui-même, se trouvent quelquefois irrités, enflammés et laissent suinter une matière en tout semblable à l'écoulement qui a lieu par le canal dans la Gonorrhée ordinaire ; c'est ce qu'on nomme *Gonorrhée du gland ou Chaude-pisse bâtarde.*

Cette maladie s'observe plus particulièrement chez les individus qui ont d'habitude le gland recouvert sans, qu'en même temps, il y ait un écoulement par le canal. Les causes qui la produisent sont les mêmes qui produisent la Gonorrhée ordinaire ; mais elle est bien moins douloureuse, attendu que dans l'émission des urines, ce fluide ne passant pas sur la partie enflammée et malade, ne concourt pas à en entretenir l'irritation.

Le traitement est absolument le même pour

4

les deux maladies : il faudra donc employer le même régime, les mêmes tisanes, le même traitement général, avec cette différence qu'on pourra commencer ce dernier tout d'abord. Il sera également nécessaire de se servir de bains locaux dans lesquels on restera le plus long-temps possible ; ils seront faits avec une décoction de mauve, de guimauve ou de graine du lin ; au moyen d'une petite seringue, on injectera souvent avec la même décoction, l'intérieur du prépuce, c'est-à-dire, l'espace compris entre le gland et le prépuce, afin de prévenir l'accumulation et le croupissement de la matière qui suinte ; sans cela il pourrait y survenir des ulcérations. Vers la fin du traitement, ces injections pourront être faites avec de l'eau commune dans laquelle on aura mis quelques gouttes d'extrait de saturne, et plus tard on pourra employer l'injection astringente n° 12, ou la dissolution n° 26.

L'humeur d'une Gonorrhée qui s'arrête tout-à-coup avant d'avoir subi un traitement méthodique, peut produire des accidens d'une grande gravité, tels que le *testicule vénérien* ou Chaude-pisse tombée dans les bourses, *l'Ophtalmie blennorhagique* ou inflamation des yeux, la *Cophose blennorrhagique* ou surdité et enfin *l'Astrocelle* ou tumeur blennorrhagique

des articulations. Je vais décrire successivement chacun de ces symptômes particuliers et
indiquer le traitement qui lui est propre.

DU TESTICULE VÉNÉRIEN

OU CHAUDE-PISSE TOMBÉE DANS LES BOURSES.

On appelle Testicule vénérien ou Chaude-
pisse tombée dans les bourses, l'inflammation avec gonflement de l'un des testicules ,
quelquefois, mais rarement de tous les deux.
Cet accident est toujours occasionné par la
suppression totale ou partielle de l'écoulement
d'une Gonorrhée.

Le Testicule vénérien survient le plus ordinairement après une gonorrhée mal menée ;
ou lorsqu'on a voulu , avant d'avoir fait les
traitemens convenables , en arrêter l'écoulement, soit avec des repercutifs internes , soit
avec des injections ; ou encore quand le malade a commis des imprudences, comme de
s'être exposé au froid et à l'humide ; ou enfin
quand il s'est livré à des exercices violens,
tels que la danse, l'escrime, la course, le cheval, les longues marches ; il peut arriver même
qu'un simple faux-pas ou un léger effort détermine un accident qui , du reste , ne se ma-

nifeste presque jamais au commencement de
la maladie, ní tant que l'irritation du canal
est considérable. Cette remarque peut servir
aux malades à régler leur conduite et leur faire
apprécier les époques auxquelles un redou-
blement de prudence et de soins devient nécessaire.

On peut empécher que la Chaude-pisse ne
tombe dans les bourses : premièrement, en évi-
tant toutes les causes qui peuvent la conduire
à cet état et que nous venons d'énumérer ; en
second lieu, en ayant la précaution de faire
usage d'un suspensoir, pour bien maintenir
les parties.

Dès l'instant où la Chaude-pisse est tombée
dans les bourses, l'écoulement se supprime
tout-à-fait ou diminue considérablement ; le
malade ressent aux testicules une sensibilité et
un gonflement extraordinaires ; la partie attaquée s'enfle, pour ainsi dire, à vue d'œil, se
durcit et acquiert souvent jusqu'à cinq ou six
fois son volume ordinaire. Les douleurs deviennent intolérables et sont accompagnées de
pesanteur dans le bas ventre et de tiraillement
du cordon spermatique ; la fièvre se déclare et
est suivie d'angoisses, de nausées et même
de vomissemens.

Aussitôt que l'on s'apperçoit de l'accident
dont je viens de décrire la naissance et les pro-

grès, il faut suspendre sur le champ le traitement général, s'il est commencé, pour ne s'occuper que de l'inflammation du Testicule. On
fera sagement de débuter par une saignée ou
par l'application de 20 à 25 sangsues sur le périnée, sur le cordon douloureux et particulièrement sur le Testicule malade.

On suivra à cet égard la marche que j'ai indiquée pour l'application des sangsues dans la Gonorrhée virulente, c'est-à-dire, qu'après qu'elles seront tombées, on laissera abondamment
saigner les plaies et qu'ensuite on appliquera un
cataplasme de farine de graine de lin légèrement tiède qui facilitera encore l'écoulement
du sang ; cette saignée locale suffit quelquefois
pour arrêter, comme par enchantement, la
violence de l'inflammation. Si la première n'y
parvient pas, on pourra en faire une seconde
et une troisième au besoin ; on observera le
repos le plus absolu et une diète plus ou moins
sévère selon l'exigence du cas; on fera usage
de bains de siége et de bains entiers ; on boira
de la tisane n° 4 que l'on pourra remplacer
par du sirop d'orgeat largement étendu d'eau,
auquel il sera bien d'ajouter, de même qu'à la
tisanne, du sel de nître, à raison de 15 à 20
grains par pinte; on ne négligera pas de prendre des lavemens, afin de tenir le ventre libre et
dégagé; les cataplasmes de farine de graine de

lin devront être continués et appliqués très mo-
dérément chauds ; si la douleur était excessive ,
on les arroserait'avec environ un demi gros ou
un gros de laudanum liquide , pour augmenter
leur vertu calmante.

Ce traitement doit être continué tant que
durera l'inflammation du Testicule ; mais dès
qu'elle aura cessé ou du moins qu'elle sera
devenue peu douloureuse (que l'écoulement ait
ou n'ait pas reparu) on reprendra le traitement
général que l'on avait suspendu ; on persévérera
cependant à faire usage des cataplasmes, en les
appliquant alors tout-à-fait froids et arrosés
d'extrait de saturne. Quand la douleur sera tout-
à fait appaisée , si le gonflement n'était pas entièrement dissipé , et si la tumeur était plus ou
moins mollasse , pateuse , on y appliquerait en
forme de cataplasme , de la boue de meule de
coutelier délayée dans une suffisante quantité
de vinaigre (1).

Pendant tout le tems que durera le traitement et même un mois ou deux après , il est

(1) Prenez de la terre ou boue qui tombe de la meule sur
laquelle les couteliers repassent leur couteaux. Enlevez les petits
éclats de pierre ou de paille de fer qui pourraient s'y trouver, afin
de ne point blesser les parties; ensuite délayez cette boue avec
du bon vinaigre à consistance de catasplasme; étendez sur un
linge et appliquez froid ; il faut le renouveller quand il est sec.

Ce remède est en grande réputation parmi le vulgaire; mais
il faut bien se donner de garde de l'employer tant que l'inflammation subsiste, et que la tumeur est dure et douloureuse.

convenable que le malade porte un suspensoir ou tout au moins qu'il se soutienne les testicules avec un mouchoir fixé autour des reins.

Quelque bien dirigé, quelque bien fait que puisse être un pareil traitement, il ne faut pas être surpris si parfois la sensibilité du testicule persiste pendant quelque tems et si l'on y ressent un peu de tuméfaction et une petite dureté, particulièrement au point que l'on nomme *Épidedyme*. Cette induration n'a rien qui doive alarmer, quoiqu'il faille souvent des mois et même quelquefois des années pour en obtenir l'entière résolution. Les moyens les plus efficaces que l'on puisse employer consistent à faire une légère friction sur la petite tumeur, matin et soir, avec gros comme un petit pois, *d'onguent napolitain double*, et à tenir le testicule couvert avec un morceau de flanelle. (1) Le malade fera bien également de se purger de tems en tems, s'il n'a pas le ventre libre, avec la médecine n° 15 ou 16.

(1) M. Lagneau recommande de faire de petites frictions avec la pommade suivante dont il a eu souvent à se louer: prenez; Proto iodure de mercure, 20 grains; Axonge, une once et demie mêlez.

Il recommande également le liniment suivant qui lui à souvent réussi. Prenez Ammonique liquide, un gros, huile d'amande douce, une once; mêlez; frictionnez deux ou trois fois par jour.

DE L'OPHTALMIE VÉNÉRIENNE.

On voit souvent l'écoulement d'une Gonorrhée se supprimer avant qu'il ait parcouru tous
ses périodes, l'humeur se transporter de suite
sur un œil ou sur tous les deux à la fois, y
déterminer une grande inflammation des paupières et de la conjonctive (1) et constituer ce
qu'on nomme *Ophtalmie blennorrhagique*;
les malades ne peuvent supporter l'impression
de la lumière. La matière qui découle des yeux,
est d'abord limpide, mais devient bientôt jaune,
verdâtre, et ressemble parfaitement à l'écoulement de la Gonorrhée; elle est d'une si grande
âcreté qu'elle irrite la peau des joues et du nez
sur laquelle elle passe. C'est une maladie très
douloureuse et très grave, puisqu'elle entraîne
quelquefois la perte de la vue.

Parmi les causes qui peuvent produire cet
accident, on doit mettre en première ligne les
remèdes repercutifs employés imprudemment,
avant d'avoir administré un traitement anti-vénérien convenable. Ces répercutifs sont particulièrement le baume de copahu et le poivre de
cubèbe, pris sous différentes formes, les injections astringentes, les purgatifs violens, etc.

---

(1) La conjonctive est cette membrane qui recouvre la surface
extérieure du globe de l'œil.

etc; viennent ensuite l'impression subite d'un air froid ou humide, l'exposition à une trop vive lumière ou à une trop forte chaleur, les écarts dans le régime, les veilles, etc. etc.

Le plan que je me suis tracé pour cet ouvrage, ne me permettant pas de m'étendre sur cette maladie aussi longuement que son importance l'exigerait, je me bornerai à dire que le traitement général à suivre est le même que celui qu'on emploie pour tous les autres symptômes syphilitiques, mais qu'on ne doit le commencer que lorsque l'inflamation est appaisée. Quand au traitement local, il exige la plus grande circonspection; car s'il était mal administré, il pourrait avoir les suites les plus funestes; ce sera donc faire un acte de prudence et de sagesse que d'appeler dans ce cas un médecin expérimenté.

Cependant si l'on se trouvait à la campagne, en mer, enfin dans l'impossibilité d'avoir recours à un homme de l'art, voici quels seraient les premiers moyens à employer; on tiendra le malade dans l'obscurité, en lui faisant observer le régime le plus sévère; s'il n'y a personne pour le saigner, on lui appliquera 20 ou 30 sangsues, soit aux tempes, soit derrière les oreilles, ou même à l'anus; on réitérera cette application plusieurs fois, selon que l'imflammation sera plus ou moins considérable et sem-

blera l'exiger ; on posera un large vésicatoire
derrière le cou; les bains de pieds avec la
moutarde seront répétés matin et soir; on aura
soin, et ceci est d'une haute importance, de
tenir les yeux dans le plus grand état de propreté possible, en les lavant fréquemment avec
une décoction de racine de guimauve ou de
graine de lin, afin de n'y point laisser séjourner la matière produite par la suppuration ,
ce qui ne fait que les irriter ; on appliquera
pendant la nuit sur l'œil malade, un cataplasme
émollient tiède, fait avec la farine de graine
de lin, ou une compresse fine trempée dans
la décoction qui sert à laver l'œil, à laquelle
on aura ajouté un peu de laudanum liquide ou
d'extrait gommeux d'opium; (1) on observera
de tenir le ventre libre, soit avec des lavemens
soit avec de légers purgatifs; enfin, il ne faut
pas perdre de vue l'importance qu'il y a à employer toutes les voies possibles, pour rappeler
l'écoulement par la verge. On y réussit assez
souvent, en introduisant dans le canal, à la
profondeur de deux pouces , une bougie de
gomme élastique qu'on a préalablement trempée dans la matière qui sort de l'œil attaqué. Il

(1) On peut aussi se servir avec avantage, du collyre suivant :
drenez safran gâtinois , douze grains, décotion de guimauve ou
de graine de lin bouillante, quatre onces ; laissez infuser et ajoutez laudanum liquide , demi gros.

faut que cette opération soit faite avec promp-
titude, afin que la matière n'ait pas le tems de
se refroidir avant d'être appliquée sur le canal.

Il est bien rare que tous ces moyens réunis
ne suffisent pas pour calmer l'inflammation ;
si, par extraordinaire, ils échouaient, ou aura
fait ce qu'il convenait le mieux de faire et l'on
aura gagné, du moins, le tems d'appeler des
secours plus efficaces.

DE LA COPHOSE

BLENNORRHAGIQUE OU SURDITÉ.

La suppression subite d'une Gonorrhée, qu'elle
soit partielle ou totale, détermine souvent le
virus à se porter sur une oreille ou sur toutes
les deux en même temps et à y occasionner
de grandes douleurs et la perte momentanée
du sens de l'ouie.

Les causes qui produisent la Cophose sont
toutes celles qui peuvent concourir à arrêter
un écoulement avant qu'il ait été traité d'une
manière méthodique.

Le traitement général sera le même que
pour les autres symptômes vénériens ;
mais on ne l'emploiera que quand on aura
appaisé l'inflammation locale ; pour com-

battre celle-ci, on commencera par pratiquer une saignée au bras ou par appliquer de 20 à 30 sangsues derrière les oreilles; on injectera ces organes avec une décoction de guimauve ou avec du lait tiède; on y posera des cataplasmes de farine de graine de lin ; les bains de pieds avec de la moutarde auront lieu soir et matin; on gardera un régime rafraîchissant, etc., etc. ; mais le moyen sur lequel on doit surtout insister, c'est le rappel de l'écoulement par la verge, rappel qui réussit ordinairement, ainsi que je viens de le dire, par l'introduction d'une bougie en gomme élastique sèche.

DE L'ARTHROCÈLE OU RHUMATISME

BLENNORRHAGIQUE DES ARTICULATIONS.

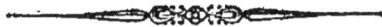

Les testicules, les yeux et les oreilles ne sont pas les seuls organes sur lesquels peut se porter le virus d'une Gonorrhée intempestivement arrêtée; les articulations et plus particulièrement celles des genoux deviennent souvent, par le même motif, le siège de violentes douleurs.

L'origine de l'Arthrocèle est la même que celle de la Cophose et de l'Ophtalmie vénérienne : c'est toujours un écoulement trop tôt supprimé ; dès lors le traitement est aussi le même ; mais on ne doit faire usage du traitement spécifique, commun aux autres symptômes vénériens que quand l'inflammation est appaisée. On commencera par chercher à rappeler l'écoulement par le moyen déjà indiqué, c'est-à-dire, par l'introduction d'une bougie dans le canal. On appliquera sur les articulations douloureuses, des compresses trempées dans les décoctions n° 20 ou 21, ou des cataplasmes n° 22 ou 23 ; on y ajoutera, si les douleurs sont trop vives, quelque préparation d'opium; on emploiera les sangsues une ou plusieurs fois, selon l'intensité de ces mêmes douleurs ; on prendra des bains ; enfin on usera du régime et de tous les calmans dont il a été question jusqu'ici.

Il est une règle générale très importante à observer dans tous les accidens que produit la suppression d'une Gonorrhée ; c'est, lorsqu'on sera parvenu à rappeler l'écoulement en tout ou en partie, de ne point se presser de le supprimer de nouveau, alors même que le traitement serait tout-à-fait terminé et que cet écoulement n'aurait plus rien de vénérien. Il vaut beaucoup mieux le laisser encore exister un mois ou deux, afin de lui donner le temps de s'éteindre de lui-même. Si pourtant, après un espace de temps moralement suffisant, il ne tarissait pas et qu'on voulut en finir, il ne faudrait point faire usage des injections astringentes, mais donner la préférence au baume de Copahu, soit dans la potion balsamique de Choppart, n° 11, soit dans les bols balsamiques, n° 10.

DE LA GONORRHÉE OU BLENNORRHAGIE

CHEZ LES FEMMES.

La Gonorrhée est très commune chez les femmes; elle consiste, comme chez l'homme, en un écoulement qui d'abord muqueux, devient plus épais et prend ensuite la consistance du pus. Cet écoulement a d'ordinaire pour cause immédiate, l'inflammation du vagin. La maladie commence le plus souvent par une espèce de démangeaison incommode qui bientôt dégénère en une cuisson dont l'intensité augmente toutes les fois que la malade épanche ses urines. Les personnes qui s'en trouvent attaquées éprouvent de la difficulté à marcher et à s'asseoir ; quelquefois l'inflammation est si considérable qu'on aurait de la peine à introduire un doigt dans le vagin ; cette irritation s'accroit encore par l'acreté de la matière qui, en se répandant, occasionne des excoriations sur les grandes et sur les petites lèvres, ainsi que sur toutes les parties voisines qu'elle atteint.

Ainsi que je l'ai dit, il est très difficile, pour ne pas dire impossible, de discerner un écoulement vénérien d'avec celui qui ne l'est pas. Cette difficulté devient presque insurmontable chez les femmes, surtout lorsque l'irritation et l'inflammation sont dissipées.

Ce serait ici les cas de dire et de redire combien de fois les femmes sont victimes des illusions dont elles se bercent trop souvent à l'occasion de cette maladie ; soit qu'oublieuses du passé, elles ne veuillent point jeter un regard sur d'anciennes erreurs et sur des imprudences déjà éloignées ; soit qu'innocentes et pures, mais trompées par l'objet de leur affection, elles s'endorment dans une fausse sécurité et s'imaginent n'avoir que des fleurs blanches, lorsque le virus syphilitique a pénétré dans leurs veines. Les Cancers au sein, les Ulcères à la matrice, etc., etc., seraient bien moins fréquens, si elles remettaient à un praticien éclairé le soin de décider de la nature de leurs incommodités, et si elles avaient soin d'aider son expérience par une confiance sans bornes.

Le traitement de la Gonorrhée pour les femmes est en tout le même que pour les hommes ; même régime, même repos, mêmes bois-

sons rafraîchissantes et adoucissantes n°s 1, 2
et 3, mêmes bains, mêmes lotions et injections avec les décoctions n° 19 et 20 ou simplement avec une décoction de graine de lin, de
guimauve, de mauve, de cerfeuil, etc., etc.,
même traitement général. Il sera néanmoins
prudent de le continuer quelques jours de plus,
vu qu'en général, les femmes sont un peu plus
longues à guérir que les hommes.

Si, lorsque le traitement est terminé, l'é-
coulement subsiste encore, ce qui arrive quelquefois chez les femmes comme chez l'autre
sexe, on devra préférer au Copahu, les lotions
et injections astringentes n° 12, ainsi que la
dissolution n° 26 qui est encore plus active.

DES CHANCRES

OU ULCÈRES VÉNÉRIENS.

Le symptôme syphilitique qui se montre le
plus fréquemment après la Gonorrhée, c'est le
Chancre, nommé également *Ulcère vénérien*.

Le *Chancre* est un petit ulcère qui varie en
largeur, en profondeur et en malignité, mais
qui est toujours le produit d'un vice syphilitique.

Nos ancêtres ont donné le nom de *Chancre*
à cet ulcère, parce qu'il ressemble quelquefois au Cancer, c'est-à-dire, qu'il est quelquefois douloureux et rongeant comme lui. Il y a
cependant beaucoup d'ulcères vénériens qui
sont stationnaires et sans douleurs, et l'on
conçoit qu'alors il est improprement nommé.

On divise les *Chancres* en *Chancres primitifs* et en *Chancres consécutifs*.

Les *Chancres primitifs* sont ceux qui apparaissent peu de temps après le coït d'une personne saine avec une infectée, tandis que les
Chancres consécutifs ne se manifestent que
quelques semaines, quelques mois, ou même
quelques années après le contact impur et succèdent ordinairement à d'autres symptômes
négligés ou mal guéris ; ils sont toujours une
preuve que le virus vénérien a déjà infecté la
masse des humeurs et constituent ce que l'on
est convenu d'appeler la Vérole confirmée ou
constitutionnelle.

Une autre remarque est à faire qui établit
une notable différence entre ces deux espèces
de Chancres : c'est que les premiers (les primitifs) ne se développent qu'aux endroits sur
lesquels le venin contagieux a été appliqué,
tandis que les autres (les consécutifs) naissent
spontanément tantôt aux parties génitales,
tantôt à la gorge où ils exercent souvent d'af-

5

freux ravages, d'autres fois enfin, à la bouche,
aux yeux, au nez, aux oreilles, etc., etc.

DES CHANCRES PRIMITIFS.

Les Chancres *primitifs* se développent le
plus habituellement du premier au huitième
jour ; quelquefois plus tard, rarement plus
tôt. On les remarque le plus souvent aux parties génitales des deux sexes ; cependant la
bouche, les lèvres, les mamelons, l'anus et
enfin toutes les parties que recouvre la membrane muqueuse, peuvent en être atteintes,
si elles sont mises en contact avec le virus. (1)
Les Chancres ne se manifestent pas tous de

---

(1) Hunter racontait dans ses leçons qu'une sage-femme de
Londres fut atteinte d'un Ulcère syphilitique au bout du doigt
indicateur de la main droite, pour avoir touché une femme
infectée de la vérole avec ce doigt où elle avait une très légère
écorchure. Avant de connaître la véritable nature de cette ulcération, elle l'avait communiquée à plus de 80 femmes enceintes sur lesquelles elle avait opéré le toucher.

M. Richerand rapporte que M. B.... ayant besoin de faire
un calcul qui pressait, prit la plume des mains de son commis
et qu'après s'en être servi, il la porta inconsidérément à la bouche.
Le commis avait des Chancres aux lèvres et à la langue ; la
barbe de la plume était imprégnée de sa salive ; elle transmit
de suite la contagion, et dès le lendemain des ulcérations vénériennes se manifestèrent aux lèvres, à la langue, etc., etc.

Dictionaire des sciences médicales. Tom. 5G.

la même manière ; les uns commencent par une simple excoriation qui ne tarde pas à s'élargir et à se creuser ; les autres par un petit bouton qui naît au milieu d'une tache rouge et excite une vive démangeaison ; le sommet en est transparent et contient un fluide très-âcre ; on l'arrache en le grattant et à sa place se trouve bientôt un petit, ulcère qui devient plus ou moins large et profond.

On distingue encore les Chancres en *malins,* et en *benins.* Les *malins* sont rouges, douloureux, enflammés avec une suppuration qui corrode les parties voisines ; il y en a qui dévorent sans relache et s'étendent incessamment dans tous les sens ; il leur arrive parfois de percer entièrement et de détruire les parties sur lesquelles ils ont leur siège ; d'autres ressemblent aux dartres rongeantes et parcourent beaucoup d'espace, en se cicatrisant d'un côté et se développant de l'autre. Les *Chancres benins* ne laissent redouter aucun de ces accidens ; ils sont peu élevés, demeurent stationnaires à l'endroit où ils ont été formés primitivement, ne sont ni rouges, ni douloureux et cèdent assez facilement aux remèdes employés pour les combattre. On conçoit qu'il doit y avoir une foule de points intermédiaires entre ces deux extrêmes.

Que les Chancres soient primitifs, bénins

ou malins , c'est toujours un symptôme assuré
de vérole , et comme je l'ai déjà dit , ils indiquent d'une manière non équivoque que le
vice syphilitique a infecté la masse du sang.
Les auteurs les plus célèbres sont d'accord sur
ce point ; et cependant , on trouve encore des
personnes qui persistent à considérer cette maladie comme purement locale et qui croient
ou feignent de croire qu'il suffit de cautériser
les ulcères pour les guérir. Si l'inflammation
ne les contrarie pas trop , assez ordinairement
elles obtiennent une prompte cicatrice ; mais
par ce procédé , est-il besoin de le dire, le
mal n'est que pallié , le virus est repercuté sans
être détruit ; le mal apparaît plus tard , souvent sous d'autres formes , mais à coup sûr plus
violent , plus terrible et plus difficile à guérir.

Il ne sera pas hors de propos de rappeler ici
ce que dit le savant M. Cullerier , à l'article
Chancre , dans le dictionnaire des sciences médicales : « Quand on cautérise un Chancre et
« qu'il disparaît en peu de jours, on croit qu'il
« n'y a plus rien à faire et on jette le malade
« dans une sécurité perfide. »

Le même auteur , pour mieux faire com-
prendre combien on doit se défier de ce bien
si subitement obtenu en apparence, par les
caustiques , continue ainsi : « Quand on cau-
« térise et qu'on administre en même temps

« un traitement, les malades se voyant guéris
« en peu de temps, ne croyant plus à la né-
« cessité de le continuer, prennent les remèdes
« avec inexactitude, et finissent par les aban-
« donner avant le temps prescrit. Trop sou-
« vent les médecins partagent cette insouciance
« et la font facilement adopter à leurs malades.
« C'est pour cette raison que les véroles con-
« sécutives reconnaissent presque toujours des
« symptômes simples et légers pour première
« cause. »

Le même auteur poursuit en démontrant
que les caustiques peuvent parfois avoir des résultats plus dangereux ; quand ils sont appliqués
sur des Chancres douloureux, ils y développent
une sensibilité exquise, produisent une suppuration ichoreuse qui irrite et ronge leurs bords
et peut les transformer quelquefois en ulcères
cancereux dont les suites sont effrayantes.

Monsieur Lagneau dans son ouvrage (1) s'ex-
« prime ainsi : « Je pense donc qu'il est dan-
« gereux de considérer les Chancres primitifs
« comme maladie purement locale, même à
« l'instant où ils commencent à paraître et
« qu'on doit bien se garder de croire le ma-
« lade exempt de toute suite facheuse, lorsqu'on
« les lui a cautérisés à cette époque, ainsi que

(1) Vide loco citato.

« les empiriques le pratiquent journellement. »

Plus loin, le même auteur dit encore : « D'a-
« près ces divers raisonnemens, je crois qu'il
« est convenable de rejeter la cautérisation
« des Chancres primitifs dans les premiers
« jours de leur apparition. 1° Parce que cette
« méthode ne préserve pas de l'infection géné-
« rale, qui existait déjà avant la formation de
« l'Ulcère ; 2° parce qu'elle est le plus ordinai-
« rement suivie de l'apparition de bubons ou
« glandes ; 3° enfin, parce que la cicatrice
« prompte qui en résulte entretient le malade
« dans une sécurité dangereuse, en ce qu'elle
« le dissuade de prévenir par un traitement ra-
« tionel, l'irruption des symptômes consécu-
« tifs qu'une pareille conduite doit nécessaire-
« ment entraîner. »

Monsieur Richerand confesse n'avoir voulu
quelquefois employer que la cautérisation ;
mais avec cette franchise et cette candeur qui
caractérisent si bien les hommes d'un talent
supérieur : « Je dois à la vérité de déclarer,
« dit-il, que bien souvent le succès n'a été
« qu'apparent et que peu de jours ou même
« aussitôt après la disparition de l'ulcère, des
« symptômes qui dénotaient l'affection syphi-
« litique générale, tels que des maux de gor-

« ge , avec ulcérations aux amigdales , se sont
« manifestés. » (1)

Je pourrais multiplier les citations à l'infini ,
en continuant à les puiser dans des auteurs
du premier ordre qui tous se sont spécialement
adonnés à l'étude de cette maladie , tels que
Swediaur , Astruc , etc. , etc.; mais en vérité,
je crois en avoir dit assez pour convaincre les
plus incrédules. Si cependant il en est encore ,
qu'ils consultent les praticiens les plus éclairés
qu'ils pourront connaître; ils n'en trouveront
aucun qui, dans sa pratique, n'ait observé que
la Vérole constitutionnelle est presque toujours
le résultat d'une Gonorrhée supprimée ou d'un
Chancre cautérisé avant qu'on eut préalablement employé un traitement anti-vénérien.
Cette vérité me semble trop bien démontrée
désormais, pour être un seul instant révoquée
en doute.

TRAITEMENT DES CHANCRES.

Lorsque les Chancres primitifs sont très
irrités , très enflammés, le malade doit porter
toute son attention à calmer cette inflammation et ne commencer l'usage du rob, qu'a-
près qu'elle sera appaisée , sinon en totalité,

(1) Dictionnaire des sciences médicales , tom. 56.

du moins en très grande partie. Si l'on négligeait de prendre cette précaution essentielle,
l'emploi des sudorifiques pourrait augmenter
l'inflammation et tout au moins l'entretenir
un plus long espace de temps. Ainsi donc, le
malade commencera par observer la diète et
le repos ; il boira abondamment de la tisane
n° 1 , 2 , 3 ou 4 , à son choix ; dans le cas
où les circonstances ne lui permettraient pas
de préparer quelqu'une de ces tisanes , il
pourra les remplacer par du sirop d'orgeat
étendu dans de l'eau (une cueillerée à café de
sirop pour un verre d'eau) ; il prendra fréquemment des bains entiers ; il en fera prendre le plus souvent possible à la verge ; en les
faisant durer deux ou trois heures chaque
fois ; ces bains se feront avec la décoction
émolliente n° 19 et 20 , ou avec du lait tiède,
et si la douleur est considérable avec la décoction émolliente et calmante n° 21. Il couvrira les Chancres avec un plumasseau de charpie trempé dans cette décoction à laquelle il
aura ajouté quelques gouttes de Laudanum ou
d'extrait gommeux d'opium, ainsi qu'il est expliqué pour la décoction n° 21 ; il pourra également les panser avec le cérat opiacé n° 6,
étendu sur de la charpie.

Les femmes suivront le même traitement ;
mais comme elles ne peuvent faire un usage

aussi fréquent des bains locaux, vu la conformation de leurs parties génitales, elles y sup-
pléeront par des bains de siège et par des lotions fréquentes et long-temps continuées, avec
la décoction n° 19 et 20, elles couvriront également les ulcères avec des plumasseaux de
charpie trempés dans la décoction n° 21, ou
les panseront avec le cérat opiacé n° 6.

Peu de jours doivent suffire pour dissiper
l'inflammation; si elle n'a pas entièrement disparu, elle doit du moins avoir beaucoup diminué. C'est alors qu'on doit commencer le
traitement général, c'est-à-dire, l'usage du
rob qui devra être employé de la manière
qu'on trouvera décrite plus loin.

On continuera pendant quelque temps encore le traitement local, c'est-à-dire, l'usage
des bains locaux, adoucissans; ensuite on pansera les Chancres avec le cérat mercuriel n° 7,
légèrement étendu sur de la charpie; on renouvellera cette opération deux ou trois fois
par jour, en ayant grande attention de bien
laver chaque fois la partie; on poursuivra ainsi
les deux traitemens qu'on fera marcher de front
jusqu'à parfaite guérison. Vers la fin, l'on se
bornera à appliquer sur les Chancres de la
charpie sèche et à les laver avec de l'eau commune, dans laquelle on aura versé quelques

gouttes d'extrait de saturne pour la rendre
blanche.

Il arrive quelquefois, bien que le traitement
général tire à sa fin et que l'inflammation ait
entièrement disparu depuis long-temps, que
les Chancres deviennent indolens et stationnaires, c'est à-dire, qu'ils ne veulent ni avan-
cer, ni reculer et qu'ils ne se cicatrisent point.
On y donnera un peu d'action et l'on en hâ-
tera la cicatrisation, en les touchant plusieurs
fois avec un morceau de *vitriol bleu*, ou en les
bassinant une ou deux fois par jour avec la
dissolution n° 25. Si cela ne suffit pas, on
pourra les stimuler en opérant le pansement
au moyen de plumasseaux imbibés de la lotion
n° 27. Enfin, lorsque la plaie sera belle et les
chairs vermeilles, conditions indispensables
pour obtenir la cicatrice, on ne la pansera
plus qu'avec de la charpie sèche. Il est inouï
que l'emploi de tous ces moyens n'ait pas
réussi à compléter la guérison.

Il est presque inutile de recommander ici
aux malades des deux sexes la plus grande propreté sur toute leur personne et particulièrement aux parties malades.

Lorsque dès le commencement, le chancres
primitifs ne présentent que peu ou point d'inflammation, on peut commencer de suite le traitement général en se conformant pour le trai-

tement local à ce qui vient d'être dit ; mais
c'est seulement, je le répète, quand il n'y a pas
d'inflammation.

DU PHIMOSIS.

Le Phimosis est un retrécissement du prépuce à son ouverture, qui ne lui permet pas
de se renverser pour découvrir le gland. Il
y a des Phimosis naturels que l'on apporte
en naissant ; il y en a d'autres qui sont accidentels et qui ont pour cause un vice vénérien.
C'est de ces derniers que je vais m'occuper.

Différentes causes peuvent occasionner le
Phimosis : ce sont la Gonorrhée virulente , la
Chaude-pisse bâtarde, etc. ; mais il est le plus ordinairement produit par le Chancre, lorsque celui-ci se trouve placé à l'extrémité du prépuce
ou à la base du gland. De ces Chancres découle
une suppuration corrosive et mordicante qui
irrite, enflamme et fait froncer le prépuce; c'est
ce froncement qui resserrant l'ouverture , constitue le Phimosis.

On distingue deux sortes de Phimosis : le
Phimosis *imflammatoire* et le Phimosis *indolent*.

Le Phimosis inflammatoire est , comme je

viens de le dire , le plus souvent occasionné
par des Chancres , et produit de vives douleurs. L'engorgement du prépuce devient parfois très considérable et tourmente beaucoup
le malade. Comme cet accident pourrait avoir
des suites fàcheuses s'il était négligé, il sera très
sage d'y porter remède le plus tôt possible. On
observera la diète et le repos ; si l'inflammation offre une grande intensité, on pratiquera
la saignée au bras une fois ou deux selon le
tempéramment du malade ; ou pourra, si l'on
aime mieux, appliquer de 15 à 20 sangsues ;
on les posera de préférence à la racine de la
verge ou au périnée , afin qu'elles soient plus
éloignées du prépuce et que l'irritation produite par leurs piqures n'augmente pas l'inflammation. Si cette saignée locale ne produit
pas un résultat satisfaisant , il sera bien de la
renouveler ; on fera usage des bains entiers ,
on fera baigner la verge souvent et long-temps
(comme il est indiqué ci-dessus au traitement
des Chancres primitifs enflammés) dans du
lait tiède ou dans la décoction n° 19 ou 20,
que l'on rendra plus calmante au besoin en y
ajoutant une préparation d'opium ; (voir la
formule n° 21) on injectera fréquemment avec
la même décoction, au moyen d'une petite seringue introduite entre le prépuce et le gland,
afin que cet espace soit parfaitement nettoyé

et que la suppuration n'y puisse séjourner que
le moins possible ; on fera bien d'envelopper
pendant la nuit, la verge avec le cataplasme
n° 22 ou 23, et pendant le jour dans des compresses imbibées de la décoction n° 20 ou 21 ;
ces compresses devront être souvent humec-
tées, et à chaque fois il faudra renouveler le
bain local et les injections entre le prépuce
et le gland ; indépendamment de ces moyens
curatifs, le malade boira abondamment de la
tisanne n° 1, 2, 3 ou 4, qu'il pourra remplacer par du sirop d'orgeat mêlé d'eau, par de
la limonade très légère, par de l'orangeade,
par du petit lait, ou même par du bouillon
de poulet; toutes ces boissons ayant à peu près
les mêmes vertus, il pourra les varier à son
goût et les sucrer à sa fantaisie, soit avec du
réglisse, du miel ou du sucre, soit avec
des sirops, tels que ceux de groseilles, de vinaigre, de framboises, etc. On pourra également, quand l'inflammation est calmée, aider
la guérison en faisant des injections entre le
prépuce et le gland, avec la composition n° 14.

L'emploi simultané de ces remèdes dissipe
ordinairement l'inflammation ; on n'a pas
même toujours besoin d'en épuiser la série ;
la douleur et l'irritation se calment et permettent de commencer le traitement général,
c'est-à-dire, l'usage du Rob qui fait prompte-

ment disparaître les autres symptômes et qui rend facile et sans douleur le renversement du prépuce. Cependant il arrive , quoique très rarement, soit qu'on ait employé les remèdes trop tardivement , soit qu'on n'ait pas observé un régime convenable, soit par tout autre motif, il arrive, dis-je, que tous les moyens ci-dessus indiqués deviennent insuffisans pour arrêter les progrès des Chancres rongeans qui, placés à la base du prépuce ne peuvent être découverts ; la douleur et l'irritation ne cessent alors de suivre une marche progressive , et les Chancres de faire des ravages effrayans ; le remède indispensable alors consiste en une petite opération pour laquelle on est dans la nécessité d'avoir recours à un médecin expérimenté.

Le Phimosis de la seconde espèce ou indolent n'est accompagné d'aucune irritation et rarement est-il douloureux. La tumeur qu'il forme est plus ou moins volumineuse, plus ou moins dure; la peau est tendue sans qu'il y ait changement de couleur; d'autres fois la tumeur est molle, demi transparante et paraît contenir intérieurement un fluide plus ou moins clair qui lui donne une apparence cristalline. On peut abandonner le traitement de ces Phimosis à la nature et au Rob dont l'usage en aura bientôt opéré la résolution.

Néanmoins on pourra , si l'on veut , en hâ-

ter la guérison au moyen des bains locaux et
des injections entre le gland et le prépuce,
soit avec de l'eau froide, soit avec de l'eau et
du vinaigre, soit avec la dissolution n° 26 ; si
la tumeur est dure, on la frictionnera avec
un peu d'onguent Napolitain, ou l'on y fera
des lotions et l'on y appliquera des compresses trempées dans le vinaigre ammoniacé de
Boerhaave n° 36.

DU PARAPHIMOSIS.

Le Paraphimosis est l'opposé du Phimosis,
c'est-à-dire, que dans le Phimosis, le prépuce
est serré à son ouverture et ne permet pas au
gland de se découvrir, au lieu que dans le
Paraphimosis le contraire a lieu : le prépuce
se trouvant renversé derrière la couronne du
gland, serre plus ou moins cet organe en for-
mant une espèce de cordon ou de bride cir-
culaire, et ne peut être ramené en avant pour
le recouvrir.

Il y a des Paraphimosis accidentels dans
lesquels le vice syphilitique n'est pour rien et
des Paraphimosis vénériens, les seuls qui doivent m'occuper. Ceux-ci se divisent encore en
inflammatoires et en indolens.

Toutes les causes qui produisent le Phimosis

peuvent également donner naissance au Paraphimosis; ce dernier accident peut même quelquefois entrainer des suites encore plus graves que le premier; on le concevra facilement
en remarquant que l'étranglement exercé par
le prépuce sur la base du gland y arrête la
circulation du sang et peut en déterminer la
mortification.

Dès qu'un Paraphimosis s'est déclaré avec
des symptômes inflammatoires on doit employer toutes les ressources de l'art pour les
calmer. Elles sont les mêmes que pour le Phimosis. En conséquence on emploiera la diète,
le repos, la saignée au bras ou la saignée locale au moyen des sangsues posées à la racine
de la verge ou au périnée, les bains locaux
avec la décoction n° 20 ou 21, les cataplasmes
22 ou 23, les tisanes n° 1, 2, 3 ou 4, et à
leur défaut, les sirops et les boissons rafraîchissantes que j'ai indiquées; enfin, je le répète, tous les moyens applicables au Phimosis inflammatoire.

Il y a pourtant une différence essentielle
à observer : c'est que dans le traitement du
Phimosis, il faudra laisser la verge pendante
pour donner au pus la facilité de s'écouler,
tandis que dans le Paraphimosis et dans le
Phimosis indolent, il faut la tenir droite et ap-

pliquée contre le ventre, afin de faciliter la circulation du sang.

On fera bien d'essayer, dès le commencement, de réduire le Paraphimosis ; mais c'est une opération à laquelle on procédera avec beaucoup de prudence et de ménagement, pour ne point aggraver le mal , surtout lorsqu'il est compliqué par des Chancres ou des excroissances ; cette opération mal conduite pourrait déterminer une nouvelle violence dans l'inflammation et causer des suites très fâcheuses. C'est pourquoi si l'irritation est considérable, il faut attendre que les remèdes indiqués l'aient sensiblement diminuée ; lorsqu'on jugera qu'il n'y a plus de danger, on pourra commencer ces tentatives, mais je ne saurais trop le redire, toujours avec prudence et ménagement ; si l'on ne peut y réussir ainsi, on se gardera de rien forcer ; on laissera les parties en l'état où elles se trouvent ; l'on continuera avec persévérance à combattre l'irritation au moyen des calmans et l'on attendra patiemment que le traitement général opère la guérison ; on se contentera , quand l'inflammation sera appaisée, d'entretenir une propreté minutieuse sur la partie malade en employant les lotions et les bains, d'abord avec les émolliens tels que la décoction n° 19 , puis avec de l'extrait de saturne mêlé dans de l'eau, dans la

6

proportion de deux onces d'extrait pour une
bouteille d'eau ordinaire.

Quant à la manière de réduire le Paraphimosis, chaque praticien a la sienne. Pour moi
je suis celle de M. Cullerier qui m'a presque
toujours réussi et que je ne saurais mieux décrire
qu'en empruntant les termes même de cet
excellent médecin. Voici comment il s'exprime
à ce sujet dans le dictionnaire des sciences
médicales :

« . , . Je comprime doucement et graduelle-
« ment le gland avec le pouce et les premiers
« doigts d'une main; de l'autre main j'exerce
« la même compression sur le bourrelet que
« forme le prépuce ; la sérosité est forcée de
« remonter sous la bride qui opère la cons-
« triction laquelle n'est pas très forte dans ces
« cas. Lorsque les parties sont détendues, ra-
« mollies, je mets un peu d'huile d'amandes
« douces sur le gland pour favoriser le glis-
« sement des parties , puis, par un mouvement
« simultané, je tire le prépuce d'une main ,
« et de l'autre , je pousse le gland. Il est rare
« que le Paraphimosis ne cède pas ; j'en ai ré-
« duit de très volumineux et anciens par ce
« procédé , etc. , etc. »

Le Paraphimosis indolent est moins fréquent
que celui qui précède ; on le reconnaît à diverses circonstances : l'irritation est beaucoup

moins vive; le prépuce en se tuméfiant acquie rt
quelquefois une grosseur considérable, p ar-
ticulièrement du côté du filet et donne souvent
à la verge une forme contournée toute particulière. Cette tuméfaction est de couleur pâle,
demi transparente, cristalline et de consistance plus ou moins molle. Ce Paraphimosis
est bien moins dangereux que l'autre, vu que
l'étranglement est d'ordinaire peu considérable,
qu'on parvient assez facilement à le réduire
et que d'ailleurs on peut temporiser sans danger.

Voici du reste ce qu'il est à propos de faire
dans cette circonstance. Il faut d'abord tenter
de le réduire par la méthode de M. Cullerier
dont je viens de transcrire les propres expres-
sions; si le trop grand volume de l'organe affecté ou toute autre cause s'oppose à cette réduction, il faut tremper la verge dans de l'eau
fraiche à laquelle on a ajouté un peu d'extrait de saturne, puis, avec une bande d'environ une demi aune de long sur un pouce de
large, bien imbibée de cette eau, emmaillot-
ter la verge en commençant par le bout et
remontant vers la racine, en ayant bien soin
de laisser l'ouverture du canal libre pour l'é-
mission des urines; on aura soin de serrer par-
tout également et convenablement, afin d'établir, sur cette partie, une compression gra-

duelle et permanente; on renouvellera l'opération toutes les fois que la bande sera sèche,
afin de l'humecter de nouveau et de s'assurer
que la compression est bien constante et régulière. Après un ou deux jours, on pourra employer la dissolution astringente n° 26, pour
humecter la bande; elle agira alors plus éner-
giquement; si la tumeur du Paraphimosis était
dure, on la frictionnerait avec un peu d'onguent napolitain ou bien on pratiquerait des
lotions et l'on appliquerait des compresses
trempées dans le vinaigre ammoniacé de Boerhaave, n° 36. Peu de jours suffisent, en employant ces moyens, pour se débarrasser de ces
engorgemens.

Quand il s'agit de Paraphimosis inflamatoires,
qu'on soit ou non parvenu à les réduire, il ne
faut commencer le traitement général ou l'usage
du Rob que lorsque l'irritation a sinon entièrement, du moins en très grande partie, disparu; tandis que dans le Paraphimosis indolent on peut s'y livrer de suite; ce traitement
ne tarde pas à faire évanouir tous les symptômes de ce mal. S'il y avait, en outre, des
Chancres, on les panserait en se conduisant
en tout, comme je l'ai dit, page ..., article
Chancre.

Si quelqu'une de ces causes qu'on ne peut
prévoir, rares à la vérité, mais qui se présen-

tent pourtant quelquefois, venait à rendre inutiles les remèdes et les prescriptions que je
viens de décrire longuement ; si l'intensité et
la virulence de la maladie y avaient résisté ;
si au lieu de diminuer, l'étranglement devenait
plus considérable et prenait un caractère tellement grave qu'il parut nécessaire d'opérer le
débridement, il n'y aurait nullement à balancer ; le malade devrait sans délai se confier aux
mains d'un homme de l'art ; dans un ouvrage
de la nature de celui-ci, les cas exceptionnels
ne peuvent pas être prévus, et d'ailleurs, dès
qu'il s'agit de la moindre opération, une main
ferme et assurée, un coup d'œil habile et prompt
sont de toute nécessité.

DES PUSTULES VÉNÉRIENNES

PRIMITIVES.

On donne ce nom à certaines saillies ou élévations contre nature à la surface de la peau ;
elles sont de forme plus ou moins arrondie,
larges, plates, humides, d'une étendue qui varie de trois à six lignes, d'une couleur plus
ou moins foncée, et groupées quelquefois plu-

sieurs ensemble. C'est le symptôme de vérole le plus anciennement connu ; elles sont ordinairement peu nombreuses et se manifestent habituellement du sixième au huitième jour après le coït impur. Il existe bien quelques exemples de pustules qui n'ont paru que quinze jours ou un mois après l'inoculation du virus, mais ces cas sont rares. C'est là précisément ce qui établit la principale différence entre les pustules primitives et les pustules consécutives dont on trouvera plus loin la description. Ces dernières sont toujours la suite d'un symptôme vénérien primitif tel que ceux dont nous avons fait mention, qu'on aurait mal guéri ou abandonné à lui-même.

Les pustules vénériennes primitives se placent le plus communément chez l'homme, sur le scrotum, sur le prépuce et sur le gland ; chez la femme, quelquefois sur les petites lèvres, plus souvent sur les grandes ; chez les nourrices des enfans infectés, au mamelon ; chez les deux sexes, elles sont fréquentes au périnée, à l'anus et à la partie supérieure et interne des cuisses ; enfin on en a rencontré dans l'intérieur des lèvres, des joues, sur la langue et au voile du palais.

Ces pustules sont encore appelées *humides* ou *muqueuses* parce qu'elles ont leur surface humectée sans cesse d'une espèce de fluide gluant;

ce fluide assez abondant exhale une odeur très
forte, particulière à ce genre d'affection, qui
est capable de faire reconnaître le genre de la
maladie quand on a l'habitude d'en voir de cette
sorte. On a observé que les pustules étaient
plus communes chez les femmes que chez les
hommes, surtout chez celles qui n'ont pas
l'habitude d'une grande propreté, tandis que
celles qui se lavent souvent et qui font usage
des bains en sont plus rarement atteintes.

La cause la plus fréquente de ces pustules,
c'est l'application immédiate du virus sur la
partie; mais cette condition n'est pas toujours
nécessaire, car on voit journellement des enfans à la mammelle contracter le mal en têtant
des nourrices infectées et n'avoir de pustules
qu'à l'anus. MM. Cullerier et Bard affirment
avoir donné leurs soins à des malades affligés
de ces symptômes sans s'être jamais livrés à
aucun commerce illicite; ils rapportent à ce
sujet l'observation suivante : (1) « Nous avons
« vu une jeune personne adulte, encore bien
« évidemment vierge, devenue syphilitique
« par un baiser pris de force sur la bouche,
« et qui eut quelques pustules muqueuses aux
« *lèvres génitales* et à *l'anus*. »

On voit par là combien il serait injuste sou-

---

(1) Dictionnaire des sciences médicales.

vent d'accuser de sodomie l'homme ou la femme
qui aurait des pustules autour de l'anus. Au
reste est-on désireux de savoir si la personne
atteinte de ce vice, l'a contracté en s'adon-
nant à des pratiques illicites et contre nature ?
On le pourra facilement : car chez ceux qui en
sont réellement coupables, l'anus est plus dilaté
et s'enfonce dans le rectum en forme d'entonnoir.

Pour le traitement général des pustules primitives on suivra celui que j'ai décrit plus loin,
à propos des pustules consécutives.

Le traitement local consistera surtout à maintenir la plus grande propreté à la partie affectée et dans un usage des bains fréquent. Si
les Pustules persistent, on pourra faire sur
chacune d'elles de petites frictions avec le cérat
mercuriel n° 7, ou y substituer des lotions avec
la liqueur de Van-Swieten, n° 31. Ces moyens
sont plus que suffisans pour mener la guérison
à bien.

Il est bien rare que les pustules soient accompagnées d'une inflammation assez considérable pour mériter qu'on s'en occupe ; cela
peut cependant arriver : dans ce cas, on appliquera sur la partie irritée des compresses
trempées dans les décoctions émollientes n° 19
et 20, ou même dans la décoction calmante
n° 21 ; si la douleur est vive, on peut dans

le même but employer les cataplasmes n° 22
et 23. On continuera ainsi jusqu'à ce que l'irritation étant calmée permette l'usage des légères frictions locales ou des lotions avec la
liqueur de Van-Swieten, dont je viens de parler.

DES BUBONS OU POULAINS.

Après les symptômes que je viens de décrire,
celui qui se présente le plus communément,
c'est le *Bubon*, vulgairement nommé *Poulain*.

Le Bubon est une tumeur plus ou moins considérable, de forme ronde ou ovale, qui survient ordinairement aux glandes de l'aine, plus
rarement à celles de l'aisselle, plus rarement
encore à celles du cou et qui dans tous les cas
est le produit d'un vice syphilitique.

On divise les Bubons en *primitifs*, *consécutifs*,
constitutionnels, *inflammatoires* et *indolens*.

Les Bubons *primitifs* ont leur siège accou-
tumé à l'aine et font leur apparition d'emblée,
c'est-à-dire, peu de jours après le coït et sans
avoir été précédés d'aucun autre accident.

Les Bubons *consécutifs* sont les plus fréquens
et sont toujours la conséquence de quelque

symptôme antérieur, tel que Chancre, Pustule, Ecoulement, etc.

Les Bubons *constitutionnels* ne viennent qu'aux individus vérolés, mais chez qui le vice vénérien est demeuré caché plus ou moins de tems, soit par négligence, soit par un traitement mal administré, soit par l'imprudent usage des repercutifs. Ils naissent spontanément et se placent indifféremment aux aines, aux aisselles, au cou, aux angles de la machoire inférieure. Ils sont toujours un signe non équivoque de vérole confirmée.

Les Bubons *inflammatoires* sont rouges, douloureux, irrités et leur foyer de suppuration se forme rapidement, tandis que les Bubons *indolens* marchent lentement, font peu de progrès, sont sans douleur, sans rougeur et sans irritation.

Lorsqu'un Bubon est sur le point de paraître, le malade ressent ordinairement un sentiment de gène, un malaise général, des tiraillemens et de légères douleurs aux aines ; les glandes de ces parties s'engorgent, se tuméfient et forment bientôt une tumeur plus ou moins volumineuse, dure, rouge, brûlante, sensible et gènant beaucoup la marche. Le malade ne peut mouvoir la cuisse sur le bassin sans augmenter ses souffrances. Il éprouve quelquefois dans cette tumeur une espèce de battement ou de pulsation qui est un indice assuré que la suppuration se forme. La peau s'amincit enfin et l'on finit par reconnaître facilement au toucher que la fluctuation est manifeste et que le pus est tout formé.

Voilà à peu près la marche que suivent les Bubons qui sont plus ou moins inflammatoires; mais lorsqu'ils sont indolens, elle est beaucoup moins rapide; l'engorgement fait des progrès à peine sensibles; les glandes de l'aine restent séparées et ne sont que peu ou point douloureuses; la peau de ces parties ne change pas de couleur; le malade ne ressent aucune gène dans sa marche; on ne découvre aucune trace d'un foyer de suppuration. La maladie peut demeurer en cet état des semaines et quelquefois des mois entiers. Enfin il arrive que la personne attaquée ne s'aperçoit qu'elle a un Bubon, que lorsque le hasard lui a fait porter la main à l'aine, et qu'elle demeure toute surprise d'y trouver une tumeur.

Il est inutile d'ajouter ici que tous ces symptômes ne suivent pas en toute circonstance cette marche régulière, et qu'il y a une infinité de nuances, de modifications intermédiaires entre le Bubon inflammatoire et le Bubon indolent, tels que je viens de les décrire. On voit en effet chaque jour des Bubons indolens devenir graduellement ou subitement inflammatoires, tandis que d'autres fois, ce sont des Bubons inflammatoires dont même le foyer de suppuration est déjà formé qui, graduellement ou tout à coup, deviennent indolens ou disparaissent entièrement.

Il en est des Bubons comme des Chancres : on trouve encore aujourd'hui des gens sans expérience qui s'obstinent à ne vouloir considérer les Bubons que comme maladie purement locale et qui prétendent qu'il suffit de les faire bien suppurer pour en obtenir la parfaite guérison. Erreur déplorable qui a fait et qui fait encore de nombreuses victimes ! . . . .

Voici à ce sujet comments'exprime le savant et modeste M. Cullerier « . . . . . Beaucoup « de médecins veulent encore favoriser et même « quelquefois forcer en quelque sorte la sup- « puration, dans la croyance *erronée* où ils « sont que le virus s'évacue avec le pus, ce qui « est contre l'observation journalière : en effet, « un Bubon a beau suppurer trois mois et au « delà, si on n'administre point un traitement « anti-vénérien, le virus restera toujours et « sa présence sera prouvée, soit par la persé- « vérance du Bubon, soit par la manifesta- « tion d'autres symptômes, comme pustules « crouteuses, ulcères à la gorge, exostose, « douleurs ostéocopes, etc., au contraire qu'il « y ait résolution d'une tumeur ou absorption

« d'une collection de pus, lorsqu'un traitement
« méthodique est administré, le malade guérit
« radicalement. L'expérience la plus constante
« ne laisse aucun doute sur ce point de doc-
« trine. »

Ces paroles sont claires et positives ; je crois
inutile d'accumuler les citations; celle qui précède est trop concluante, elle est d'une trop
grande autorité, pour que j'aie besoin d'en
présenter d'autres. Elle démontre jusqu'à l'é-
vidence qu'il ne suffit pas, comme le prétendent une foule d'empiriques, de faire suppurer
un Bubon pour le guérir ; mais qu'il faut toujours, soit que le Bubon suppure on non, faire
subir au malade un traitement anti-syphilitique très régulier ; si l'on s'en abstient, il s'en
suivra très certainement une vérole constitutionnelle dont les suites seront d'autant plus
fâcheuses que le malade se sera endormi dans
une plus grande sécurité. L'expérience journalière ne peut permettre le moindre doute
sur ce point.

Il résulte de ce qui précède que les Bubons,
lors même que le pus est déjà formé dans
leur intérieur, peuvent se guérir tout aussi
bien, tout aussi radicalement par la résolution ou par l'absorption, que par la suppuration. On doit donc, autant que possible, chercher à faire fondre les Bubons, cette termi-

naison étant en tout point la plus avantageuse aux malades, puisqu'elle n'occasionne aucune douleur et qu'elle leur évite les inconvéniens et les embarras qu'entraine toujours une plaie en suppuration. Je dois convenir cependant que le médecin n'est pas toujours maître de faire prendre à la maladie telle direction qu'il lui plait, et que la nature se joue souvent des calculs les plus exacts et les mieux établis. Ainsi, après avoir employé les moyens ordinaires, si l'on s'aperçoit que la tumeur ne veut pas se fondre, il ne faut pas persister; mais au contraire, il est prudent de seconder les vues de la nature en dirigeant le traitement vers la terminaison pour laquelle la maladie affectera le plus de tendance.

Dans les Bubons inflammatoires, comme dans tous les autres symptômes vénériens où l'inflammation a une grande intensité, il ne faut s'occuper, au commencement, que du traitement local et ne chercher qu'à calmer l'irritation. Lorsqu'on y sera parvenu, du moins en grande partie, on pourra commencer le traitement général.

Le malade commencera par se soumettre à un régime modéré et par observer le repos; il appliquera sur le Bubon de 15 à 20 sangsues, (1) selon la grosseur de la tumeur et la violence

(1) Pour l'application des sangsues voyez la note de la pag. 44.

de l'inflammation; il fera saigner les piqures de
ces insectes par le moyen de lotions faites avec
de l'eau tiède, ce qui empêchera les caillots
de sang de se former et de boucher les ouvertures, ou bien, s'il le préfère, il y appliquera
un cataplasme tiède, de farine de graine de
lin, qu'il renouvellera toutes les heures, pendant tout le temps qu'elles saigneront; si l'inflammation lui parait l'exiger, il réitérera l'application des sangsues; il fera usage des bains
entiers, boira du petit lait, du bouillon de poulet, de la tisane de graine de lin ou une de celles
n° 1, 2, 3 ou 4, qu'il adoucira selon son goût
avec du sucre, du miel, ou avec tel sirop qui
lui conviendra mieux. Ordinairement ces
moyens font cesser l'inflammation et souvent
fondent le Bubon qui disparaît graduellement
et même quelquefois tout à coup.

Il est un moyen qui réussit assez communément à faire fondre un Bubon, lorsqu'on s'y prend
à tems et que le mal ne fait que de commencer:
ce moyen consiste, après avoir appliqué les
sangsues et avoir fait saigner largement les piqures, à placer sur la tumeur de la glace gros-
sièrement pilée à laquelle on aura ajouté un
peu de sel commun pour lui donner plus d'action. Il faut maintenir cette glace sur le Bubon
pendant quarante-huit heures, en la renouvelant toutes les fois que cela est nécessaire, c'est-

à-dire, dès qu'elle est fondue. Ce résolutif est très puissant et convient particulièrement au début de la maladie. On peut même, dans le cas où l'inflammation serait peu considérable, se dispenser d'appliquer les sangsues.

Je ne saurais trop recommander aux malades, s'ils parviennent, n'importe par quel moyen à faire fondre ou disparaître leur Bubon, de ne point se croire guéris, encore moins dispensés de suivre régulièrement le traitement anti-syphilitique général ; bien au contraire, ils devront s'y soumettre et même le faire avec plus d'attention, le continuer pendant plus de temps, que si le Bubon avait suppuré.

Si, après avoir employé les moyens qui précèdent ou tous autres analogues, l'on s'apercevait qu'ils sont insuffisans, et que la tumeur, au lieu de se résoudre, persiste à rester dans le même état ou tend à augmenter de volume, on en inférerait qu'elle tend à la suppuration. En conséquence, on continuerait le traitement commencé ; on renouvellerait l'application des sangsues, si l'état d'irritation l'exigeait ; on appliquerait les cataplasmes émolliens n° 22 ou 23 ; la diète, le repos, les bains, les lavemens avec la décoction de mauve et la tisane n° 1 ou 2 ; si les douleurs étaient violentes, on ajouterait à ces tisanes 24 gouttes de vin d'opium ou demi once de sirop de dia-

code par pinte de boisson. Ce genre de traitement est d'autant plus avantageux , qu'il ne
contrarie en rien la fonte ou la résolution de
la tumeur , si la nature veut employer cette
voie pour se débarrasser du mal ; d'un autre
côté, la sévérité du régime et la persévérance
dans les autres moyens calmans et adoucissans, diminuent l'irritation, la douleur et con-
courent encore à circonscrire le foyer de la
suppuration, et à le rendre moins étendu.

Enfin , l'on s'apercevra que tous les remèdes
employés pour faire fondre ou pour résoudre
la tumeur auront complètement échoué , si
l'on voit la glande, qui ordinairement augmente
de volume , devenir rouge et être accompagnée de fièvre ; si des douleurs pulsatives non
interrompues se font sentir dans l'intérieur du
Bubon où se forme le foyer de la suppuration ;
si la peau prend une couleur livide , et s'a-
mincit. Tout espoir de voir la tumeur se
résoudre doit alors s'évanouir , et le pus doit
nécessairement être évacué. On devra se conduire pour cela de la manière que j'indiquerai
plus bas , pages 101 et suivantes.

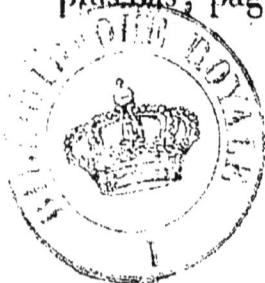

DES BUBONS INDOLENS.

Dans les Bubons indolens, on doit toujours diriger le traitement vers la résolution, comme le but le plus conforme aux vœux de la nature et le plus avantageux au malade. On commencera donc par se purger une fois ou deux avec la médecine ordinaire n° 15 ou 16, ou avec l'eau de *Sedlitz*. Aussitôt après, on commencera le traitement général anti-syphilitique, tel que je l'ai décrit plus bas; pendant le cours de ce traitement, on pourra renouveler les purgatifs tous les dix ou tous les quinze jours, en observant pourtant de ne prendre ni rob, ni tisane de salsepareille le jour où l'on aura pris médecine. On fera très bien de frictionner la glande et la partie supérieure de la cuisse, du côté de la glande, avec un peu d'onguent napolitain qu'on fera prendre chez un pharmacien. (1) Ces frictions aident puis-

(1) Voici de quelle manière doivent se faire ces frictions : prenez, le soir en vous couchant, demi gros d'onguent Napolitain double et frictionnez avec la main depuis un ou deux pouces au-dessous de la glande, jusqu'à la moitié supérieure de la ligne interne de la cuisse. Il faut frotter de manière que l'onguent soit bien absorbé par la peau. On fera bien de se vêtir d'une paire de caleçons pour ne point gâter son linge.

samment à la résolution de la tumeur et ne peuvent produire aucun inconvénient, attendu que la quantité de mercure absorbée par la peau est trop peu considérable pour faire craindre aucun mauvais résultat. Si néanmoins on éprouvait trop de répugnance pour faire usage de cet onguent, on pourrait y suppléer en applicant sur le Bubon un emplâtre fondant qu'on ferait prendre également chez le premier pharmacien. Enfin dans le cas où l'on ne voudrait employer ni l'emplâtre, ni les frictions, par une antipathie insurmontable contre la très petite quantité de mercure que ces remèdes peuvent contenir, on les remplacerait par une espèce de cataplasme composé de colophane en poudre pétrie avec une quantité de vinaigre suffisante pour en former une pâte; ou l'on agirait comme dans le cas des Bubons inflammatoires, en se servant de glace pilée qu'on maintiendrait pendant long-temps appliquée sur la partie malade de la même manière que je l'ai indiquée plus haut, page 95.

Il est extrêmement rare qu'on ne parvienne pas avec tous ces moyens, à faire fondre un

---

Les personnes d'un tempéramment ordinaire ne feront que trois ou quatre de ces frictions; mais les personnes robustes pourront aller jusqu'à cinq et six sans crainte. Les frictions doivent avoir lieu de suite, c'est-à-dire, une chaque jour sans interruption.

Bubon indolent. Cela pourtant arrive quelquefois. On les voit alors rester dans le même état
pendant un temps plus ou moins long, puis
s'animer tout-à-coup, venir en suppuration et
suivre de point en point la marche des Bubons
inflammatoires. Il n'y a pas d'autre mode de
traitement à employer dans cette circonstance,
que celui indiqué pour cette dernière espèce
d'affection, page 101 et suivantes.

Il se présente des cas, heureusement beaucoup plus rares encore, où les Bubons ne
veulent ni se résoudre, ni venir à suppuration;
ils demeurent dans le même état, en dépit de
toutes les applications émollientes et résoluti-
ves les mieux combinées. Lorsqu'on voit la
tumeur demeurer ainsi indécise et ne vouloir
prendre aucune détermination, il convient de
suspendre tout traitement local dans la crainte
de finir par l'irriter et de la faire dégénérer
en une maladie beaucoup plus grave. Il vaut
mieux attendre, après avoir terminé le traitement par le rob, que la nature seule fasse d'elle-
même les frais de la résolution; si elle se faisait
trop long-temps désirer, si des douleurs lancinantes se faisaient ressentir dans la tumeur,
il serait convenable de consulter quelque habile médecin. Fort heureusement, je le répète,
ces cas sont d'une extrême rareté et je n'en ai

fait ici mention que parce que je crois ne de-
voir rien omettre.

Qu'un Bubon se soit montré dans son principe sous la forme de Bubon inflammatoire ou
sous celle de Bubon indolent, voici quelle est
la marche qu'il faut suivre , dès qu'il a donné à
connaître qu'il veut se terminer par la suppuration. Si les progrès de la maladie ont été rapides , si la tumeur n'est pas d'un volume ex-
cessif , enfin si la peau s'amincit et s'élève vers
un point , il faut abandonner l'évacuation du
pus à la nature, en se contentant seulement de
l'aider par l'application de quelques cataplasmes de farine de graine de lin; ces cataplasmes
suffisent ordinairement pour accélérer l'ouverture d'un ou de plusieurs petits trous qui se forment tout seuls au sommet de la tumeur et qui
laissent échapper la matière qui y est contenue. On continuera quelques jours l'application des cataplasmes pour faciliter l'évacuation et l'entier dégorgement du Bubon , en
les renouvelant trois ou quatre fois par vingt-
quatre heures; on lavera chaque fois la partie
malade avec de l'eau de mauve tiède ; on la
pressera dans différens sens pour en exprimer
toute l'humeur ; on y maintiendra la plus grande
propreté possible ; enfin lorsqu'on jugera que
le pus est entièrement évacué et qu'il n'y a
plus d'engorgement , on supprimera les cata-

plasmes pour panser la plaie avec de la charpie sèche seulement. Mais si la tumeur a marché
lentement, si après l'irritation dissipée, la peau
reste intacte et conserve une certaine épaisseur, quoique l'on sente le pus formé par
dessous, dans ce cas, dis-je, il devient nécessaire d'appliquer un morceau de pierre à cautère, afin de produire une petite ouverture par
laquelle la matière puisse s'évacuer. Voici au
reste la manière d'employer cette pierre : on
appliquera sur le Bubon un petit emplâtre de
Diachilum ou de Diapalme, au milieu duquel
on aura eu soin de pratiquer un petit trou corres-
pondant exactement au point où l'on veut que
se fasse l'ouverture de la tumeur; lorsque cet
emplâtre est bien collé sur la peau, on place
dans le trou qui est au milieu, gros comme un
grain de riz de pierre à cautère et l'on recouvre le tout d'un second emplâtre plus grand
que le premier. Le but de ce dernier emplâtre
est de prévenir les dérangemens et de maintenir le tout en place ; le malade laissera les
choses en cet état pendant quatre heures, en
ayant soin de ne point marcher, de s'interdire,
autant qu'il le pourra, tout mouvement, de garder la main sur l'appareil pour le bien maintenir ; ce laps de temps écoulé, on enlevera l'appareil et à l'endroit où était le fragment de
pierre, on trouvera une tache noire ou escarre

de la dimension d'une pièce de cinq ou de dix
sous. Cette tache n'est autre chose que la peau
que la pierre à cautère a brûlée et dont la chute
doit former l'ouverture du Bubon. Pour en faciliter la chute, on continuera les cataplasmes
de farine de graines de lin ; bientôt on verra
cette tache noire en tombant laisser au pus
une libre issue. On continuera les cataplasmes
jusqu'à ce que l'on ait la certitude que la tumeur
est bien dégorgée ; on pansera ensuite avec de
la charpie sèche qu'on pourra recouvrir les
trois ou quatre premiers jours avec un peu de
cérat mercuriel, n° 7 ; ce pansement devra
être renouvelé deux ou trois fois par jour et
à chaque fois, la plaie sera lavée avec de l'eau
de mauve ou de l'eau commune tiède ; on ne
négligera pas les recommandations de propreté
déjà faites en pareille circonstance.

Il est rare que les Bubons ne soient pas accompagnés de Chancres. On se conduira pour
le traitement de ceux ci, comme il a été dit
plus haut à l'article chancres, page 64 et suivantes.

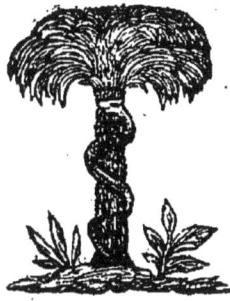

CHAPITRE II.

DE LA SYPHILIS CONFIRMÉE

ou

VÉROLE CONSTITUTIONNELLE.

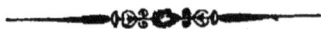

——————◄◊►◄◊►——————

Après avoir successivement décrit les symptômes primitifs de la Syphilis, tels que la Gonorrhée, les Chancres, les Bubons, etc. et indiqué le traitement qui convient à chacun
d'eux, il me reste à traiter des symptômes
consécutifs qu'on nomme encore Syphilis confirmée ou Vérole constitutionnelle.

Il est plus difficile qu'on ne l'imagine de
donner une bonne définition de cette maladie :
aussi me contenterai-je de dire qu'elle est le
plus ordinairement la suite d'une Gonorrhée
repercutée, d'un Chancre cautérisé, d'un Bubon
maltraité ou, plus généralement, d'un symptôme
primitif contre lequel on n'aura pas employé
les anti-vénériens convenables. J'ajouterai
qu'elle peut également être communiquée par
le coït, par l'alaitement, de la nourrice à l'enfant et de l'enfant à la nourrice, par l'application du virus sur une partie du corps dénuée

d'épiderme ou dont la peau est mince, comme
les parties génitales des deux sexes, l'anus, la
bouche, les mamelons, les yeux, etc., par
des baisers lascifs et enfin par toute autre ma-
neuvre de libertinage. (1)

Voici, à peu près, l'ordre dans lequel les
symptômes se succèdent le plus communément,
lorsque la maladie n'a pas été contrariée ou
modifiée par quelque traitement anti-vénérien :
d'abord ce sont des *Chancres*, des *Poireaux*
et des *Bubons*; viennent ensuite *l'Inflammation*
et les *Ulcères à la gorge* ; puis succèdent les
Excroissances à l'anus, les *Pustules* sur diverses parties du corps, des douleurs, le gonflement et la carie des os, la *Cephalée* (maux de
tête intolérables), *l'Alopécie* (chute des che-

---

(1) *Swediaur* rapporte un exemple de deux jeunes sœurs
bien innocentes, l'une âgée de 12 ans et l'autre de 10, qui gagnèrent des Ulcères et des Dartres vénériens pour avoir couché
quelquefois avec leur bonne qu'elles affectionnaient beaucoup
et qui était atteinte de ces maladies.

Sydenham dit avoir observé plus d'une fois que des enfans
avaient été infectés pour avoir couché dans le même lit que
leurs parens atteints de ce genre d'affections. Il ajoute très ju-
dicieusement que les enfans ayant la peau très tendre contractent l'infection beaucoup plus facilement de cette manière que
ne pourrait le faire un adulte dont la peau est ordinairement
plus ferme et moins impressionable.

Van - Swieten cite plusieurs cas où le vice syphilitique a été
communiqué par le moyen d'une lancette qui avait servi à des
vérolés et qu'on n'avait pas eu l'attention de nettoyer parfaitement avant d'en faire usage sur des personnes saines.

veux), les *Ophtalmies* rebelles, la *Cécité* (perte de la vue), le tintement d'oreilles, la perte de l'ouie, la faiblesse, l'amaigrissement, le marasme et pour achever, beaucoup d'autres symptômes irréguliers auxquels il n'y a de terme que la mort.

Je ne crois pas qu'il soit nécessaire de faire observer à mes lecteurs que les symptômes que je viens d'énumérer n'observent pas constamment l'ordre indiqué ci-dessus ; mais que bien souvent au contraire cet ordre se trouve interverti et qu'on voit le gonflement des os, les ulcères à la gorge ou tout autre accident consécutif plus ou moins grave, suivre de près la disparition des symptômes primitifs.

Je vais successivement passer en revue ces différentes affections et indiquer succintement le traitement particulier le plus convenable à chacune d'elles.

DES CHANCRES ET DES BUBONS

CONSÉCUTIFS.

Les Chancres et les Bubons consécutifs suivent à peu près la même marche et exigent les mêmes traitemens que les Chancres et les Bubons primitifs. Ils n'en diffèrent guère que par l'époque de leur apparition. Je prendrai donc la liberté de renvoyer mes lecteurs, pour l'un et l'autre de ces symptômes, à ce qui a déjà été dit à l'article chancre, page 64 et à l'article Bubon, page 89. Je ferai observer seulement que les Chancres consécutifs qui se manifestent aux parties génitales présentent cette particularité que leur apparition est quelquefois précédée par un engorgement dur et indolent. Cette espèce de tumeur annonce toujours plus ou moins d'ancienneté dans le vice syphilitique. Il arrive parfois qu'elle subsiste même après que la cicatrisation est opérée. Il est prudent dans ces circonstances de ne cesser le traitement général ou l'usage du rob que lorsque cette tumeur ou cet engorgement est entièrement dissipé. On peut en accélérer la fonte ou la disparition par de petites frictions locales, c'est-à-dire, en frictionnant la tumeur elle-même avec un peu d'onguent napolitain. (1) Tant que le Chancre sera ulcéré, on aura soin de le panser avec le cérat mercuriel n° 7, étendu sur de la charpie.

Il est à remarquer également que les Ulcères consécutifs qui surviennent aux bourses, au corps de la verge ou sur d'autres parties de la

---

(1) Prenez de l'onguent napolitain double, gros comme un grain de riz ou comme un petit pois et frictionnez matin et soir, avec le bout du doigt.

peau sont pour l'ordinaire précédés par une pustule rouge, dure et arrondie qui fournit une suppuration très désagréable.

DES ULCÈRES CONSÉCUTIFS

DE LA BOUCHE. (1)

Les Ulcères vénériens consécutifs, dit M. Cullerier (2) « paraissent à la suite de Blennor-
« rhagies négligées et sur la nature desquelles
« on s'est trompé; à la suite de Chancres des
« parties sexuelles cautérisés et dont on croit
« que le virus a été détruit par le caustique ;
« à la suite de Chancres bénins promptement
« cicatrisés et dont le traitement a été inter-
« rompu prématurément; à la suite de pus-

(1) On a observé que la bouche pouvait aussi facilement être infectée par les Chancres primitifs que par les Chancres consé-cutifs, vu la facilité qu'a la contagion de s'y appliquer. C'est ainsi que les enfans en tétant des nourrices vérolées et tout le monde en se servant de la cueiller, du verre ou de la pipe d'une personne qui a des Ulcères vénériens à la bouche, peuvent être atteints de ce mal; d'autres peuvent le gagner par des baisers lascifs et d'autres enfin par la perversité de leurs goûts qui les porte à appliquer leur bouche sur des organes humectés du vi-rus contagieux.

(2) Loco citato.

« tules trop vite effacées par des topiques mer-
« curiels sans traitement général. » Ces Ulcères
peuvent se placer sur toute la surface interne
de la bouche et de la langue ; mais ils se portent le plus ordinairement aux amigdales , au
voile du palais et à toute la région qu'on nomme
la *gorge* ou *l'arrière bouche*. Voici à peu près
de quelle manière ils se développent : quelques
jours avant que les Ulcères paraissent, on ressent à l'arrière bouche un sentiment de gène
assez semblable à ce que l'on éprouve dans les
maux de gorge occasionnés par une impression
d'air froid ; mais en examinant cette partie
avec un peu d'attention, on est bientôt péniblement détrompé , en y apercevant un ou
plusieurs Ulcères profonds, d'une couleur gris-
sale , avec des bords rouges , circonscrits, et
plus ou moins engorgés. Une bisarrerie re-
marquable , c'est que quelquefois ces Ulcères
demeurent stationnaires , c'est-à-dire , qu'ils
ne font aucun progrès et qu'ils restent plus ou
moins de tems dans le même état, bien que
l'on néglige les remèdes anti-vénériens, tandis
que d'autres fois au contraire , ils rongent et
détruisent, en peu de temps , la plus grande
partie du palais et en carient même les os , si
l'on ne se hâte d'en arrêter les ravages par un
traitement méthodique.

Il faut faire bien attention de ne pas confondre les Ulcères vénériens avec ceux qu'une autre cause peut produire. Ainsi par exemple, les personnes qui se traitent avec le mercure, si elles employent ce métal en trop grande quantité ou si elles ressentent du froid pendant qu'elles en font usage, peuvent être attaquées d'Ulcères dans l'intérieur de la bouche et même à la gorge ; mais avec un peu de soin, il ne sera point difficile d'éviter de les confondre avec les Ulcères vénériens. Ceux-ci sont, comme je l'ai déjà dit, profonds, d'un gris sale au milieu, donnant quelquefois légèrement sur le jaune ; les bords en sont rouges, circonscrits et engorgés ; rarement se montrent-ils au delà de deux ou trois ; tandis que ceux produits par l'usage du Mercure sont en général plus nombreux, plus superficiels, d'une couleur blanchâtre laiteuse, comme si le malade venait de boire du lait ; ils répandent une odeur particulière très-forte et occasionnent un goût de cuivre, ainsi que de fréquentes salivations.

Le vice scorbutique peut encore produire des Ulcères à la bouche ; mais avec une légère attention, on les reconnaîtra sans beaucoup de peine. Ils sont superficiels, irréguliers, fongueux, saignans et d'un rouge obscur ou livide ; ils établissent leur siège sur les gencives et ce n'est que plus tardivement et avec une sorte de difficulté qu'ils s'avancent vers la gorge ; il n'en

est pas de même pour les Ulcères vénériens
qui, de préférence, se placent aux amigdales,
à la luette, au voile ou à la voute du palais et
qui n'atteignent que plus tard et bien rarement
encore les gencives ; ceux-ci d'ailleurs ont plus
de profondeur et la forme en est plus arrondie ;
enfin ils attaquent quelquefois le nez , ce que
ne peuvent faire et ce que ne font presque jamais les Ulcères scorbutiques.

Quelquefois encore, on voit à la face interne
des joues ou sur les bords de la langue une
espèce d'Ulcère causé par le frottement de la
pointe ou des aspérités d'une dent cariée ou
cassée. Il suffit d'y prendre garde pour reconnaître de suite la cause de ce prétendu Chancre
dont on obtient bientôt la guérison en opérant
l'extraction de la dent ou en faisant limer la
pointe et les aspérités qui ont causé le mal.

Diverses autres circonstances peuvent encore
produire des boutons, des aphtes , etc., dans
l'intérieur de la bouche ; mais je crois inutile
d'en faire ici la description , attendu que cela
m'éloignerait beaucoup trop de mon sujet et du
plan que j'ai dû me tracer , et qu'au demeu-
rant , il sera toujours facile de reconnaître les
Ulcères vénériens , au moyen du tableau que
j'en ai tracé et des symptômes qui les auront
nécessairement précédés.

C'est particulièrement contre les Ulcères sy-

philitiques de la gorge que les sudorifiques produisent de si heureux effets, qu'on serait tenté
de croire parfois qu'ils tiennent du prodige;
cela arrive surtout lorsqu'ils sont employés à
haute dose avec un régime convenable. J'y re-
viendrai à l'article TRAITEMENT GÉNÉRAL.

Quant au traitement local, si les Ulcères sont
irrités et douloureux, on doit chercher à appaiser l'inflammation par tous les moyens connus, moyens que j'ai déjà plusieurs fois indiqués. On se gargarisera avec le gargarisme n° 28
auquel on ajoutera, selon l'exigence du cas,
comme il est indiqué dans la formule, quelques
gouttes de laudanum liquide qui le rendront
plus calmant. Mais si les Ulcères n'étaient point
douloureux ou s'ils ne l'étaient que fort peu, on
emploierait le gargarisme n° 29. (1)

Tous ces petits moyens locaux ne combattent
que bien faiblement une maladie qui, si elle est
quelquefois stationnaire, d'autres fois se montre d'une telle virulence qu'on lui voit pour
ainsi dire, dans un moment faire les plus effrayans progrès. Il faut donc se hâter, aussitôt

---

(1) Les personnes qui auront de la répugnance à faire usage
de ce gargarisme parce que la liqueur de Van-Swieten entre
dans sa composition, toucheront les Ulcères au moyen d'un
petit pinceau ou d'un peu de linge mis au bout d'une petite ba-
guette, avec du *miel rosat* ou du *Collire de Lanfranc* qu'elles
feront prendre chez un pharmacien.

que l'inflammation le permet, de commencer le traitement général tel que je l'ai décrit plus loin.

DES ULCÈRES SYPHILITIQUES

DE L'EXTÉRIEUR ET DE L'INTÉRIEUR DU NEZ.

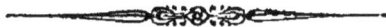

Les Ulcères ou Chancres qui surviennent à l'extérieur ou dans l'intérieur du nez sont presque toujours consécutifs et sont, de plus, le signe certain d'une infection déjà ancienne. Néanmoins il s'en rencontre quelquefois de primitifs; mais ces cas sont d'une extrême rareté, puisque M. Cullerier, dans sa longue pratique, dit n'en avoir rencontré que deux ou trois exemples; encore avaient-ils été produits par le contact du doigt qu'on avait par mégarde porté aux narines, tandis qu'il était souillé de pus.

Le siège des Ulcères qui sont externes est ordinairement aux ailes du nez ou au bord libre de la cloison ; ils se guérissent avec assez de facilité lorsqu'ils sont indolens ; mais quelquefois aussi il arrive qu'ils sont virulens, douloureux et qu'ils rongent avec une rapidité extraordinaire toutes les parties voisines. Il ne faut pas alors perdre de temps et employer tous les

moyens propres à en arrêter les progrès, sans
quoi ils pourraient faire de tels ravages que le
malade en serait indubitablement défiguré. On
doit donc s'empresser de commencer le traitement général, en observant la diète et un régime convenable. On pansera les Ulcères pendant ce temps, avec le cérat mercuriel, n° 7,
auquel on pourra ajouter une préparation d'o-
pium, si la douleur est trop considérable.

Les Chancres ou Ulcères de l'intérieur du
nez suivent à peu près la même marche que
les précédens ; ils s'annoncent pour l'ordinaire
quelques jours avant leur apparition par des
douleurs sourdes vers la partie qui doit en être
le siège ; si l'on n'en arrêtait de suite les progrès, ils pourraient occasionner d'immenses
ravages, attendu que la peau des parties où ils
sont situés est molle, peu épaisse et toujours
abreuvée d'humidité ; qu'ils rongent par conséquent avec la plus grande facilité les organes
qui en sont affligés ; qu'ils carient les os et que
les progrès qu'ils font ayant lieu du dedans au
dehors, ce n'est que plus tard que ces progrès
peuvent devenir sensibles à l'extérieur. Dans
d'autres cas, ils affectent les parois les plus profondes des fosses nasales et sont d'autant plus
dangereux qu'ils sont plus cachés et plus difficiles à reconnaître, surtout dans les commen-
cemens où ils ne rendent que très peu de ma-

tière ; plus tard , cette matière devient plus
abondante , et se change en pus, d'une couleur
noir-sale , quelquefois sanguinolent et d'une
fétidité insupportable ; il arrive même que le
malade , en se mouchant, entraine quelques
portions d'os exfoliés. On désigne ces Ulcères
sous le nom d'*Ozènes*. L'odeur de l'humeur
qui en découle peut être comparée à celle que
laisse exhâler une punaise qu'on écrase. C'est
ce qui est cause qu'on a donné le nom de *Pu-
nais* aux personnes affligées de cette dégou-
tante infirmité.

Le traitement général sera le même que celui
pour les Ulcères de l'intérieur de la bouche et
de la gorge. Quant au traitement local , voici
de quelle manière il est à propos de se conduire : si la douleur et l'inflammation sont très
vives, on pourra débuter par une ou deux
saignées , selon le besoin ; on observera le repos et un régime approprié à ce genre de maladie ; on prendra des bains locaux avec la
décoction n° 19 ou 20 , dont, si le cas l'exige,
on pourra augmenter la vertu calmante, en
y ajoutant une préparation d'opium, comme
il est dit à la formule de la décoction n° 21 ;
on fera très bien de renifler souvent et fortement de ces décoctions , afin que le liquide
remonte le plus haut possible dans l'intérieur
du nez et puisse délayer et entrainer avec lui

la mucosité ou la suppuration qui souvent est infecte; on fera également avec ces décoctions, des fumigations et des injections qu'on réitérera fréquemment. Si, comme cela arrive assez communément, les Ulcères sont indolens, on fera dans le commencement, les injections avec une décoction d'orge à laquelle on ajoutera un peu de miel rosat; plus tard, on substituera au miel rosat la liqueur de Van-Swieten, dans la proportion d'une once de cette liqueur sur six ou huit onces de décoction d'orge; on emploiera également les fumigations avec la préparation n° 24.

M. Lagneau (1) conseille, lorsque les Ulcères sont voisins des ouvertures des fosses nasales et qu'on peut les apercevoir en écartant les ailes du nez, d'y porter soit avec la barbe d'une plume, soit avec un pinceau en miniature, un peu de cérat mercuriel n° 7. Ce savant conseille encore l'emploi d'un moyen qui lui a très souvent réussi. Le voici: « ..... Il faut tamponner chaque soir,
« et pour la nuit entière, la narine du côté mala-
« de, après lui avoir fait prendre, comme si c'é-
« tait du tabac, trois grains de Calomelas porphy-
« risé, mélangé avec égale quantité d'amidon,
« de réglisse ou de racine d'Althea en poudre. On

_____

(1) Traité pratique des maladies syphilitiques. 6me Édition Paris 1828.

« a reconnu à ce procédé, le grand avantage
« de corriger l'odeur infecte et excessivement
« nauséabonde qu'exhale presque toujours le
« pus des anciens Ozènes , et d'en favoriser la
« guérison. »

DES CHANCRES OU ULCÈRES CONSÉCUTIFS

DE LA VERGE, DU VAGIN ET DU RECTUM. (1)

Il y a des Chancres consécutifs qui se placent
à la verge, aux parties génitales de la femme
et enfin au rectum.

Il est aisé de confondre les Ulcères ou Chancres primitifs de la verge avec les consécutifs ;
ces deux espèces de Chancres se manifestent
aux mêmes endroits , suivent la même marche
et présentent à peu près les mêmes caractères ;
les uns et les autres se montrent sur le gland ,
derrière sa couronne, sur le prépuce , sur les
côtés du filet et même quelquefois sur la peau
dont la verge est recouverte. Les seuls points
sur lesquels ils offrent quelque différence sont
ceux-ci : les Chancres consécutifs sont en général moins irrités , moins enflammés que les
primitifs ; ils ne surviennent qu'aux malades qui

(1) Le rectum est le dernier des gros intestins et se termine
à l'anus.

déjà ont eu quelques symptômes vénériens dont ils ont été mal guéris; enfin ils présentent encore cette particularité qu'ils sont souvent précédés par un engorgement très dur et douloureux, vers le point où ils doivent s'ulcérer.

Il est également très difficile de reconnaître si les Chancres qui surviennent aux parties génitales de la femme, soit aux grandes, soit aux petites lèvres, soit à la fourchette, soit à l'entrée du vagin, sont primitifs ou consécutifs; nous n'avons pour apprécier cette différence, d'autres indices que ceux déjà signalés pour les ulcères de la verge chez l'homme.

On a remaqué qu'en général l'inflammation qui accompagne souvent les Ulcères et qui fait qu'ils occasionnent quelquefois de si grands ravages, est beaucoup moins dangereuse chez les femmes que chez les hommes; cela tient à la disposition de leurs parties; mais d'un autre côté on a remarqué aussi que les Ulcères consécutifs de la fourchette et de l'entrée du vagin sont assez ordinairement très longs et très difficiles à guérir; qu'ils deviennent fréquemment stationnaires et indolens; et qu'enfin, pour en obtenir la cicatrisation, on est parfois obligé de les toucher avec la pierre infernale. Cette cautérisation doit s'opérer une fois tous les deux jours.

On traitera du reste tous ces Chancres de la

même manière que les Chancres primitifs ; s'il y a inflammation, on l'appaisera par tous les moyens déjà indiqués et lorsqu'on y sera parvenu, on commencera l'usage du Rob, etc., etc. Si les Chancres sont peu ou ne sont point enflammés, le traitement général devra commencer de suite ; enfin, pour ne point tomber dans des redites inutiles, on suivra de point en point tout ce qui est prescrit à l'article TRAITEMENT DES CHANCRES PRIMITIFS, page 71 et suivantes.

Les Chancres consécutifs chez les femmes peuvent avoir leur siège plus ou moins profondément dans l'intérieur du vagin ; lorsqu'ils sont virulens et d'une nature rongeante, lorsqu'on n'a pas fait les remèdes nécessaires en temps utile, il peut arriver qu'à force de ronger, ils percent d'outre en outre la paroi du vagin, ainsi que la paroi correspondante du canal de l'urètre ou du rectum et qu'ils établissent une communication entre ces diverses parties. Ces cas sont d'une extrême gravité et occasionnent des incommodités affreuses, car alors les urines ou les matières fécales passent par le vagin. Il faut dans de pareilles circonstances se placer entre les mains de quelque praticien habile qui seul peut prescrire et diriger les traitemens convenables.

Enfin l'anus et l'intérieur du rectum chez les deux sexes peuvent encore être atteints par des

Chancres primitifs ou consécutifs. Ils seront
primitifs, lorsque par suite de rapports contraires aux vués de la nature, le virus aura été
immédiatement appliqué sur la partie; ils seront
consécutifs lorsqu'ils seront le résultat d'un vice
vénérien mal traité et qui aura dégénéré.

Les Ulcères du rectum sont, comme ceux
du vagin, d'autant plus dangereux qu'ils sont
plus profondément situés, à cause des ravages
qu'ils sont capables de produire avant même
qu'on en ait soupçonné l'existence.

Le traitement local convenable dans ces circonstances, s'il y a inflammation, irritation
et douleur, consiste à employer les bains de
siège et les bains entiers, les boissons adoucissantes telles que les tisanes n° 1, 2 et 3, les
injections avec les décoctions n° 19 et 20; si
les douleurs sont par trop considérables, on
rendra les injections plus calmantes en y ajoutant une préparation d'opium comme au n° 21;
on tâchera de panser les Ulcères avec un peu de
cérat opiacé n° 6, étendu sur un plumasseau de
charpie, arrondi en forme de mèche. On
prendra fréquemment des lavemens émolliens,
afin de rendre les matières plus liquides et afin
que l'expulsion puisse s'en faire plus facilement
et sans irritation pour les plaies.

Si le malade tient à obtenir une complète guérison, il faut de toute nécessité qu'il renonce

au commerce honteux par lequel la partie affectée souffre des introductions ; si c'est l'intérieur du vagin qui est attaqué, il faut attendre
que tous les Ulcères soient parfaitement cicatrisés, avant de permettre la cohabitation.

Lorsque l'irritation sera calmée, on pourra
commencer l'usage des remèdes qui constituent
le traitement général ou spécifique ; on pansera
alors les ulcères avec le cérat mercuriel n° 7 ;
ce pansement sera renouvelé plusieurs fois par
jour, et à chaque fois, on pratiquera les injections prescrites ci-dessus ; enfin, on terminera
en ajoutant aux injections environ un tiers ou
un quart de liqueur de Van-Swieten n° 31,
pour leur donner un peu plus d'activité ; on observera de ne faire ce mélange qu'au moment où
il doit être employé, pour éviter la décomposition de la liqueur ; ou pourra également appliquer sur les Ulcères des mèches de charpie imbibées dudit mélange.

Il peut arriver que les Ulcères du Rectum,
comme ceux du vagin dont j'ai déjà parlé,
percent les parois qu'ils ont attaquées et ouvrent une communication entre le rectum et
le vagin chez les femmes, entre le rectum et
la vessie chez les hommes. Je ne puis que répéter ce que j'ai dit à ce sujet : appelez, hâtez-
vous d'appeler quelque habile praticien ; lui seul
peut vous guérir, si déjà il n'est pas trop tard.

DES RHAGADES SYPHILITIQUES.

———◦◦◦———

Les Rhagades sont de petits ulcères longs et étroits, ressemblant à des crevasses ou plutôt à des gerçures. Elles peuvent avoir leur siège à la paume des mains, à la plante des pieds, entre les orteils et à différentes autres parties du corps; mais elles occupent le plus ordinairement les replis de la peau de l'anus, du prépuce et des parties génitales de la femme. Elles sont le plus communément le résultat d'un vice vénérien plus ou moins ancien.

Les Rhagades à l'anus sont les plus fréquentes , souvent très graves et presque toujours produites par le virus syphilitique. Cependant il arrive quelquefois qu'elles sont occasionnés par des dilatations forcées , suites de la copulation contre les voies de la nature. Fort heureusement , malgré le dérèglement des mœurs, ces exemples sont bien moins communs chez nous que dans d'autres contrées méridionales , telles que la Turquie, l'Égypte, etc., etc. Si parfois, nous en rencontrons quelques cas , ils se présentent ordinairement chez des personnes qui ont contracté ce vice hideux dans des lieux où ils étaient privés de femmes , comme

à bord des vaisseaux, ou au fond des prisons,
etc., etc. Quoiqu'il en soit, ainsi que je crois
l'avoir déjà dit, on reconnaîtra facilement que
les Rhagades ont été produites par une copulation honteuse à l'inspection de l'anus qui est
remonté vers le rectum et qui a la forme d'un
entonnoir, Quelle que soit du reste la cause
des Rhagades à l'anus, une des principales conditions pour en obtenir la guérison et pour en
prévenir le retour, c'est de renoncer à ces ma-
neuvres infâmes qui dégradent l'homme et qui
sont aussi contraires aux vues de la nature
qu'aux lois de la morale et de la raison.

Les Rhagades du prépuce, lorsqu'elles sont
enflammées, occasionnent pour l'ordinaire le
Phimosis qui cède très difficilement aux émolliens et aux adoucissans ; il arrive même que
pour obtenir la guérison de ce Phimosis on
est obligé de pratiquer une légère opération.
Ces cas sont rares, mais quand ils se présentent, il faut appeler un médecin instruit.

Les Rhagades des parties génitales de la
femme, lorsqu'elles atteignent les grandes et
les petites lèvres sont très douloureuses ; mais
cette douleur est bien plus aigüe lorsque la maladie a son siège à l'orifice du vagin. Cette partie devient quelquefois rouge, enflammée,
froncée, boursoufflée et ulcérée sur plusieurs
points. Les organes génitaux sont en même temps

d'une telle sensibilité que les femmes, pour éviter de trop cuisantes douleurs, se refusent aux embrasemens des objets de leur plus tendre affection, quel que soit d'ailleurs le vif désir qu'elles en puissent éprouver. Il suinte ordinairement de ces parties ou de l'intérieur du vagin une humeur plus ou moins corrosive que les femmes se plaisent à nommer perte blanche ; cette humeur occasionne souvent une démangeaison insupportable et en passant sur les Rhagades , en augmente l'irritation.

Le traitement général applicable à ces affections ne diffère en rien de celui des autres symptômes consécutifs.

Quant au traitement local, lorsqu'il y a irritation, ce qui est le plus ordinaire, voici comment il faut l'administrer : faire usage des bains locaux avec la décoction n° 19 ou n° 20 ; injecter souvent l'anus ou le vagin, selon qu'il convient , afin d'y maintenir la plus minutieuse propreté ; si la douleur est vive , employer la décoction n° 21 ; appliquer sur les Rhagades des plumasseaux de charpie imbibés de cette décoction , ou les cataplasmes adoucissans n° 22 ou 23 ; on peut également y placer des plumaceaux enduits du cérat opiacé n° 6 ; pour l'anus, on fera des mèches de charpie qu'on introduira dans le rectum bien garnies du même cérat n° 6; enfin on prendra fréquemment des lavemens

émolliens qui auront l'avantage de tenir liquides
les matières fécales et d'en faciliter l'expulsion
avec moins de douleur.

Lorsque par quelques uns de ces moyens ou
par leur réunion on aura appaisé les douleurs
et l'irritation , on pansera les Rhagades avec
le cérat mercuriel n° 7, qui, joint au traitement
interne, aura bientôt achevé la guérison.

Il peut arriver, quoique peu fréquemment ,
que les Rhagades soient très superficielles ,
qu'elles ne causent point de douleur ou n'en
causent même pas du tout et qu'elles rendent
un pus blanc et de bonne qualité. Rien ne s'oppose alors à ce que l'on fasse usage de suite pour
le pansement, du cérat mercuriel n° 7. L'emploi de ce remède et l'usage du rob auront bientôt procuré une guérison prompte et facile.

Enfin, je le répéterai de nouveau , une des
conditions des plus essentielle au succès de tous
ces traitemens, c'est le maintien de la plus exacte
propreté.

DE QUELQUES ULCÈRES SYPHILITIQUES

QUI PEUVENT SURVENIR A DIFFÉRENTES PARTIES DU CORPS.

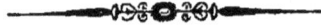

Des Ulcères syphilitiques consécutifs peuvent encore se placer sur d'autres parties du corps, principalement aux endroits où la peau est plus mince et plus délicate ; comme par exemple, aux paupières, aux mammelons, à l'ombilic, au périnée, surtout chez les femmes, aux aisselles, derrière les oreilles, etc.

On reconnaîtra que ces Ulcères ont un principe syphilitique, lorsqu'ils naîtront spontanément sans cause connue ; lorsque le malade aura été précédemment atteint de quelque symptôme vénérien qu'il aura traité légèrement; lorsque ces Ulcères auront résisté aux moyens ordinaires qu'on emploie pour les gérir ; enfin lorsqu'on les verra céder au traitement anti-syphilitique.

On suivra pour tous ces Ulcères le même traitement local et spécifique déja prescrit pour les Chancres de la bouche, du nez, du vagin, du rectum, etc. ; on pourra de suite commencer l'emploi du rob et de la tisane de salseparcille; s'il y avait inflammation, on cher-

cherait à la calmer par les moyens que j'ai indiqués dans divers endroits ; mais comme pour
l'ordinaire, il n'y en a pas, on peut les panser
de suite avec le cérat mercuriel n° 7.

DES PUSTULES VÉNÉRIENNES

CONSÉCUTIVES.

La *Syphilis confirmée* ou *Vérole Constitutionnelle* produit quelquefois sur la peau des
saillies ou élévations contre nature, de formes
très diverses, auxquelles les médecins sont con-
venus de donner le nom de *Pustules consécutives*.

Il est à remarquer que dans le principe, lorsque la Syphilis fit irruption en Europe, le visage
était le siège le plus ordinaire de ces Pustules.
Ce qui le prouve, c'est un arrêt du parlement
de Paris, du 6 mars 1496 : cet arrêt enjoignait
à toute personne atteinte de la *Grosse Gore*,
comme on l'appelait alors, de se tenir renfer-
mée chez elle si elle était riche, et si elle était in-
digente, d'entrer dans un hôpital; à tout étran-
ger ou provincial qui se trouvait dans le même
cas, de sortir de la capitale; le tout sous peine
de la *hart* (la potence); or, comme l'on n'a

ordinairement que le visage de découvert , on ne pouvait guères s'apercevoir qu'une personne était affligée de la *Grosse Gore* que par les symptômes qui se manifestaient à la figure. Ce qui vient encore à l'appui de cette opinion, c'est un ancien règlement de l'administration des hôpitaux où il est dit que la sœur visiteuse de l'Hôtel-Dieu et le chirurgien visiteur de l'hôpital-général refuseront l'entrée aux malades qui auront sur la figure des signes de *Grosse Gore.*

Aujourd'hui, les Pustules consécutives sont situées indistinctement sur toutes les parties du corps ; mais elles occupent de préférence les endroits où la peau est recouverte par les vêtemens , comme le tronc , les bras , les cuisses , les jambes , etc., tandis qu'on ne les voit que bien rarement sur les parties exposées habituellement à l'air , comme le visage et les mains.

Les Pustules syphilitiques sont le symptôme de vérole le plus anciennement connu ; elles dénotent presque toujours un virus plus ou moins invétéré ; elles ont reçu des noms différens tirés, les uns de leur nature comme pour les Pustules *croûteuses, écailleuses, vésiculaires, ulcérées* , etc., les autres de la comparaison qu'on en a faite avec diverses maladies, telles sont les Pustules *galeuses , dartreuses* , etc. , d'autres enfin de la ressemblance qu'on a cru y rencontrer avec certains produits végétaux commé pour les Pustules *miliaires , lenticulai- res ,* etc. , etc.

La peau , a dit le savant Alibert, *est une sorte de miroir qui réfléchit toutes nos souffrances ;* c'est une vérité qu'il serait difficile de contester. Cependant on concevra facilement que pour pouvoir reconnaître au premier coup d'œil et indiquer d'une manière positive qu'une Pustule appartient à telle affection ou à telle variété , il faut une pratique, une habitude , une ex- périence qui ne peuvent se rencontrer que chez un médecin exercé ; il est donc très difficile de communiquer tout-à-coup une pareille connais- sance aux personnes étrangères à l'art de guérir. Je vais néanmoins passer succintement en revue chacune des varietés connues, afin d'en donner un aperçu suffisant pour que les malades ne puissent jamais commettre de grandes erreurs.

1° *Pustules ortiées.* La place que ces Pustu- les occupent semble avoir été piquée par des orties ; elles forment de petites ampoules arron- dies et irrégulières, ordinairement dures , d'une couleur légèrement rosée ; elles occasionnent une démangeaison qui cède facilement lorsqu'on y passe la main ; quand elles s'affaissent, elles ne laissent ni ulcère ni croûte. On a remarqué qu'elles étaient souvent la suite d'une Gonor- rhée mal traitée ou trop tôt arrêtée. Elles siègent le plus fréquemment au cou, à la poitrine, aux côtés du bas ventre et aux extrémités. Il ne faut que des bains pour tout traitement local.

2° *Pustules miliaires.* Elles ont été ainsi nommées à cause de leur analogie avec un grain de millet ; elles sont cependant moins lisses et d'une couleur un peu plus foncée ; elles cèdent facilement au traitement général sans qu'il soit besoin d'avoir recours à des moyens locaux.

3° *Pustules galeuses.* Elles ressemblent assez aux boutons de la Gale par leur volume et par leur forme ; mais elles ne sont point surmontées d'une vésicule transparente et n'occasionnent point de démangeaison. Il est de ces boutons qui sont rouges ou violets à leur base et dont le sommet contient un petit amas de pus jaune ; c'est en général cette variété qui concourt à former ce qu'on appelle *Couronne de Vénus* (1) ; ces pustules sont constamment le produit d'un vice syphilitique invétéré. Le traitement général suffit d'ordinaire à les guérir ; si pourtant vers le milieu ou vers les deux tiers de ce traitement, on s'apercevait qu'il est insuf-

_____

(1) On donne ce nom à une série de Pustules sèches ou suppurantes qui surviennent souvent au front chez les personnes travaillées d'une Vérole invétérée. Quelquefois cette même couronne décèle chez le malade la funeste habitude de la masturbation.

fisant, il faudrait y joindre les bains, les lotions émollientes avec la décoction n° 19 ou 20, et enfin de légères onctions locales avec le cérat mercuriel n° 7, employé en petite quantité.

4° *Pustules lenticulaires.* La ressemblance qu'on leur a trouvée avec les lentilles, par leur forme, leur couleur et leur volume, les a fait appeler ainsi ; de toutes les éruptions syphilitiques, ce sont les plus communes ; elles sont toujours le symptôme d'un virus ancien ; leur couleur brun - violet paraît plus foncée à mesure qu'elles vieillissent ; quelquefois elles deviennent jaunâtres ; la surface en est d'abord lisse et unie comme du satin et d'une consistance plus ou moins dure ; souvent quand la maladie est négligée ou traitée peu convenablement, elles finissent par se couvrir d'écailles ou même de croûtes sous lesquelles se forme tantôt une cicatrice, tantôt un petit ulcère ; d'autres fois elles se détachent et tombent d'elles-mêmes en laissant sur la peau une empreinte ou petite cavité assez semblable à celles qui sont la suite des boutons de petite vérole. Le traitement général suffit pour faire entièrement disparaître ces Pustules.

5° *Pustules mérisées.* Ce nom leur vient de leur similitude avec la mérise (petite cerise). Elles sont à peu près de la même forme et de la même nature que les lenticulaires, mais beaucoup plus grosses ; quand elles sont récentes , la peau qui les couvre est tendre , humide et d'un rose semblable à celui d'une cerise qui commence à murir ; mais cette couleur devient d'autant plus foncée que l'apparition des Pustules date de plus loin, et elle peut prendre différentes nuances, depuis le rouge-obscur jusqu'au brun-noir ou livide ; lorsque par suite du traitement , la résolution s'en opère, leur couleur passe par gradation du brun au jaune , comme on l'observe dans les ecchymoses.

Ainsi que dans les Pustules lenticulaires , le traitement général suffit communément ; néanmoins il arrive parfois qu'elles se montrent rebelles ; il faut alors recourir aux bains , faire des lotions avec la décoction de mauve ou de graine de lin, et enfin pratiquer de légères onctions ou frictions sur chaque Pustule , avec le cérat mercuriel nº 7. Ces frictions doivent se faire tout simplement avec le bout du doigt.

6ᶜ *Pustules muqueuses*. Ce nom leur vient de ce qu'elles sont humides et de ce qu'elles ont toujours leur siège sur cette partie de la peau que les anatomistes appellent membrane muqueuse ou dans ses environs ; c'est-à-dire , qu'elles se manifestent le plus ordinairement près de l'anus, aux bourses, aux grandes et aux petites lèvres et sur le corps de la verge, sans qu'il soit nécessaire pourtant que la matière contagieuse ait été appliquée sur la partie malade. Il ne faut pas confondre les Pustules muqueuses avec les Pustules vénériennes primitives dont j'ai déjà parlé page 85 et suivantes, bien qu'il y ait entre elles une grande ressemblance.

En général le virus qui produit les Pustules muqueuses est moins ancien que celui des autres éruptions syphilitiques ; on les voit quelquefois paraître moins de trois mois après la suppression d'une Gonorrhée, de Chancres ou de tout autre symptôme primitif qu'on n'aura pas traité d'une manière convenable ou qu'on aura abandonné à lui-même ; cette règle n'est cependant pas sans exception et les Pustules muqueuses peuvent aussi être le résultat d'un vice ancien et invétéré.

Elles sont ordinairement rondes, aplaties et d'une couleur plus ou moins rouge ; elles font sur la peau une saillie d'environ une ligne ou une ligne et demie ; elles ont de trois à six lignes de diamètre en surface ; souvent il leur arrive de se réunir plusieurs ensemble et de se confondre au point qu'on a de la peine à reconnaître la forme de chacune d'elles ; elles laissent exhâler une odeur nauséabonde toute particulière ; cette odeur est d'autant plus forte et plus désagréable que le siége des Pustules est plus rapproché de l'anus et des parties génitales, vu que ces parties laissent suinter une humidité qui augmente cette puanteur.

Les Pustules muqueuses sont peu douloureuses, même lorsqu'on les comprime; elles sont beaucoup moins fréquentes chez les personnes qui ont l'habitude d'une grande propreté, qui se lavent et se baignent souvent, que chez celles qui négligent ces pratiques aussi agréables que salutaires à la santé.

Il faut se donner bien de garde de prendre les Pustules humides consécutives qui surviennent quelquefois à l'anus, pour des hemorroïdes externes, erreur à laquelle se sont laissé prendre quelquefois des médecins peu habitués, à vrai dire, à ces sortes de maladies. On évitera de tomber dans la même erreur en observant bien que lorsque les Pustules se manifestent dans cette partie, elles sont toujours au nombre de quatre ou cinq au moins et souvent en plus grande quantité, qu'elles sont très rapprochées les unes des autres, grouppées, qu'elles forment une espèce de grappe, qu'elles occupent non seulement les bords de l'anus, mais encore les faces internes des fesses entre lesquelles elles sont comme comprimées et aplaties, enfin qu'elles sont parfois assez nombreuses pour s'étendre autour du rectum dans une circonférence de plus de deux pouces de diamètre. Les tumeurs produites par les hémorroïdes ne sont jamais aussi multipliées; elles forment tout au plus un bourrelet étroit et inégal sur un ou plusieurs points autour de l'anus ; elles y adhèrent par une sorte de pédicule plus ou moins étranglé ; enfin elles ont une forme arrondie et sont d'une couleur plus ou moins livide. Tous ces signes attentivement observés sont plus que suffisans pour éviter que l'on tombe dans une erreur dont les suites pourraient être funestes aux malades.

Les Pustules muqueuses se terminent presque toutes par la résolution , c'est-à-dire , disparaissent presque toujours spontanément; elles sont les plus faciles à traiter et les plus promptement guéries ; s'il y en a parfois quelques unes qui s'ulcèrent, il ne faut attribuer cet accident qu'au frottement et au défaut de propreté. Le traitement local consiste dans l'usage des bains et dans la pratique d'une propreté recherchée ; ces moyens joints au traitement général doivent suffire pour les faire disparaître. On reconnaît qu'elles marchent vers leur guérison , lorsqu'elles changent de couleur, qu'elles deviennent d'une couleur rosée plus ou moins claire, que chaque jour la suppuration s'affaiblit graduellement , qu'elles se rétrécissent , diminuent et finissent par s'effacer entièrement. Il n'en reste alors d'autre trace sur la peau qu'une légère teinte bleuâtre qui finit ordinairement par s'évanouir à son tour.

Telle est la marche ordinaire que le traitement imprime à cette variété de la Syphilis. Cependant il peut arriver qu'il survienne aux parties où les Pustules ont leur siège, une inflammation assez considérable pour nécessiter l'application des cataplasmes émolliens n° 22 et calmans n° 23 ; dans ce cas, lorsqu'on aura réussi à calmer l'irritation, on fera très bien pour accélérer la guérison, de faire soir et matin de légères frictions sur les Pustules elles-mêmes, avec un peu de cérat mercuriel n° 7.

Enfin il peut encore arriver qu'au début du traitement et avant que les remèdes aient eu le temps de produire leur effet, les malades éprouvent quelques souffrances en marchant et même qu'ils s'excorient ; dans ces circonstances, il faut qu'ils se tiennent en repos ; mais s'il est indispensable pour eux de sortir et de vaquer à leurs affaires, il leur suffira d'oindre la partie malade avec du cérat frais ou du beurre de cacao ramolli, et plus tard, quand le traitement sera plus avancé, avec le cérat mercuriel n° 7.

7° *Pustules Séreureuses* ou *Vésiculaires,* Ces Pustules sont très rares ; elles ressemblent à des ampoules dont la grosseur peut beaucoup

varier ; elles renferment un fluide plus ou moins
clair, plus ou moins transparant et qui est quelquefois d'un blanc de perle ; cette espèce d'ampoule ou de poche est formée par l'épiderme ;
elle est quelquefois unie, plus souvent froncée;
lorsque ces ampoules viennent à se crêver,
elles se vident d'abord, mais bientôt l'ouverture se referme et elles se remplissent de
nouveau. Si la déchirure est large, l'ampoule
se dessèche et est remplacée par des écailles ou par une petite croûte ; souvent même
c'est un ulcère qui lui succède, ulcère qui se
montre très difficile à guérir.

Le traitement local de ces Pustules, lorsqu'elles sont douloureuses et enflammées, consiste dans les bains entiers, les lotions et les
fomentations avec les décoctions n° 19 et 20 ;
on peut également appliquer les cataplasmes
n° 22 et 23 ; lorsque l'irritation est calmée,
il faut les panser souvent avec du cérat frais.
Si elles se montraient indolentes, les bains
seuls seraient suffisans. Ces Pustules donnent
quelquefois naissance, quoique bien rarement,
à des ulcères profonds dont le traitement est
absolument le même que celui des Pustules
ulcérées qu'on trouvera plus loin ; j'omets à
dessein de le rapporter ici, pour éviter les
répétitions.

8° *Pustules Squammeuses.* L'épiderme en s'épaississant donne naissance à ces Pustules ; il forme alors au-dessus du niveau ordinaire de la peau une légère saillie de deux à trois lignes de largeur, à peu près ronde, d'un blanc tantôt terne et tantôt jaunâtre, offrant quelquefois dans son milieu un petit tubercule d'où se détachent des écailles formées par l'épiderme lui-même. Toutes les parties du corps peuvent devenir le siège de cette maladie ; mais elle se manifeste plus volontiers à la plante des pieds et surtout à la paume des mains. La peau de ces parties se dessèche, se racornit et perd sa souplesse. Les Pustules squammeuses sont presque toujours indolentes et dénotent une infection très ancienne. Le traitement général suffit ordinairement pour en débarrasser la personne qui en est attaquée ; on fera bien cependant d'y joindre l'usage des bains et quelques frictions locales avec une petite quantité de cérat mercuriel n° 7.

9° *Pustules croûteuses.* Elles sont toujours un symptôme consécutif de vérole ; elles commencent par un tout petit bouton rouge qui bientôt grossit graduellement et se recouvre d'une matière qui suinte de l'intérieur et qui se dessèche à mesure qu'elle est exposée aux impressions de l'air. Cette matière forme alors une croûte plus ou moins épaisse, dure, à peu près arrondie, variant dans sa couleur qui est

d'abord d'un jaune-clair et qui finit en vieillissant par devenir d'un brun-noirâtre. Lorsque par l'application des émolliens ou des corps
gras, on parvient à ramollir cette croûte et
à la faire tomber, on trouve au-dessous une
petite saillie ou une espèce de mamelon ulcéré
dans son centre et qui bientôt fournit d'autre
matière pour former une nouvelle croûte qui
la recouvre de nouveau. Les anciens auteurs
ont comparé le mamelon à la base d'un gland
de chêne, et la croûte qui le recouvre à la
calotte ou cueillère qui contient la base de ce
gland. Ces Pustules peuvent se placer sur toute
la surface du corps ; mais on les rencontre de
préférence au cuir chevelu. Elles prennent dans
ce cas le nom de *Teigne vénérienne*. Elles sont
quelquefois très petites et causent à la tête
une très forte démangeaison qui contraint in-
volontairement à se gratter. Ce manège fait
tomber les croûtes qui se reforment de nouveau pour être encore arrachées de la même
manière.

Le traitement local de ces Pustules consistera principalement dans l'usage des bains
entiers, dans celui des lotions fréquentes et
long-temps continuées sur la partie qu'elles
occupent, avec des décoctions émollientes telles
que celles qui sont indiquées sous les nᵒˢ 19 et
20 ; on y appliquera des compresses trempées

dans ces décoctions ou des cataplasmes de
graine de lin ; on peut aussi oindre ces croûtes
avec du cérat frais, afin de les ramollir et d'en
faciliter la chute. Lorsque le traitement général sera parvenu environ vers le milieu de sa
période, on substituera aux lotions et aux cataplasmes émolliens, ainsi qu'au cérat ordinaire, le cérat mercuriel n° 7. Enfin, si elles
se desséchaient d'une manière trop lente, on
ajouterait au cérat mercuriel que je viens de
désigner, un peu d'encens et de litharge.

10° *Pustules ulcérées*. Ces pustules qu'on appelle encore *Chancreuses* annoncent toujours
une affection vénérienne constitutionnelle fort
ancienne. On reconnaît que les pustules sont *chancreuses* ou *ulcérées* lorsque les croûtes ayant été
enlevées violemment ou détachées par d'autres
moyens tels que ceux que j'ai indiqués pour les
Pustules croûteuses, l'ulcère se trouve par dessous. On divise ces ulcères en trois classes : la première se compose des Pustules ulcérées proprement dites qui sont stationnaires ; la seconde, de
celles qui font continuellement des progrès en
profondeur et en largeur; la troisième, de celles
qui s'agrandissent d'un côté, tandis qu'elles se
guérissent de l'autre, ce qui leur fait souvent
prendre la forme d'un zigzag. Ces ulcérations sont
en général très douloureuses; les bords en sont
durs et engorgés ; les chairs en sont ordinaire-

ment grises et offrent dans leur centre des
points granuleux qui saignent fréquemment ;
elles se manifestent souvent à la verge, au scrotum, au pubis et quelquefois même au menton;
leur ulcération est superficielle dans le commencement ; mais elle augmente par degrés et elles
deviennent tellement profondes qu'il leur arrive
parfois de traverser la peau , d'atteindre les
muscles et même les os.

Ces ulcères qui guériraient très difficilement
si l'on négligeait de faire usage des remèdes
anti-vénériens, cèdent avec assez de facilité à
un traitement anti-syphilitique bien administré.
Cependant lorsqu'ils sont anciens et qu'ils ont
eu le tems de s'étendre profondément , la cicatrice est assez longue à se former.

Le traitement local, si les Pustules sont récentes , se borne d'abord à de simples lotions
émollientes avec la décoction n° 19 ou 20 ;
vers le milieu du traitement, on doit pratiquer
de légères onctions sur chaque Pustule avec le
cérat mercuriel n° 7 ; mais si les Pustules sont
anciennes , profondes et très douloureuses ,
comme cela n'arrive que trop souvent, il faut
employer les lotions calmantes avec la décoction n° 21 , les onctions avec le cérat opiacé
n° 6, et plus tard les lotions avec la tisane de
Salsepareille dans laquelle on mettra un quart
de liqueur de Van-Swieten n° 31. On pourra

panser avec le cérat mercuriel n° 7 ou avec l'onguent brun n° 8.

Le traitement général exige pour l'ordinaire un régime plus ou moins sévère ; néanmoins, comme dans les cas qui nous occupent, il arrive souvent que les malades sont épuisés par la maladie, il leur faut un régime analeptique et fortifiant, comme viandes rôties, poissons frais, jardinages cuits et même un peu de bon vin pour leurs repas.

11e *Pustules Serpigineuses*. Elles ont été ainsi nommées parce qu'elles serpentent, c'est-à-dire, qu'elles s'étendent dans une direction vagabonde, irrégulière, qu'elles s'agrandissent d'un côté tandis qu'elles se guérissent du côté opposé, qu'elles parcourent quelquefois ainsi un espace considérable sur la peau où elles tracent des lignes d'une grande bizarrerie, tantôt en spirale, tantôt en zigzag, qui imitent assez bien les replis et la marche tortueuse du reptile dont ces Pustules empruntent le nom. Elles sont ordinairement couvertes d'une croûte brunâtre qui ressemble à celle des Pustules croûteuses ; lorsque ces croûtes viennent à tomber, le dessous se trouve ulcéré. Ces Pustules dénotent toujours un virus vénérien de longue date, négligé ou mal traité. On les remarque le plus fréquemment sur la poitrine, sur les épaules et sur le dos ; de toutes les Pustules, ce sont les plus tenaces et les plus difficiles à guérir.

Lorsqu'elles sont enflammées et douloureuses, il faut pour traitement local, employer les bains, les lotions calmantes avec la décoction n° 21, et appliquer des compresses trempées dans cette décoction ou des cataplasmes calmans n° 22 ; quand la violence de l'irritation sera calmée, il faudra panser avec la liqueur de Van-Swieten n° 31, à laquelle on aura ajouté demi gros de laudanum liquide par once de liqueur, ou bien avec un mélange composé moitié de cérat opiacé n° 6, moitié d'onguent napolitain.

Ainsi que je l'ai dit tout à l'heure, les Pustules sont quelquefois très rebelles et très difficiles à guérir ; il ne faut point pour cela se décourager ; mais au contraire continuer avec persévérance, car bien souvent elles cèdent et disparaissent au moment où l'on y pense le moins.

Lorsque la maladie est longue, il faut, de tems en tems, que le malade soit purgé, soit avec la médecine n° 15 ou 16, soit avec quelque autre à son gré. Comme l'usage du Rob et de la Salsepareille qui constitue le traitement spécifique ou général ne peut dans aucun cas devenir nuisible, il convient de le continuer pendant long-temps, pendant même trois et quatre mois. Si le malade s'en trouvait fatigué, il faudrait le cesser durant quelques jours pour le reprendre ensuite. Mais lorsqu'enfin on sera parvenu au terme que je viens de mentionner, on pourra sans difficulté mettre fin à tout traitement et se borner à un régime sain et sobre, à prendre l'air de la campagne et quelques bains de mer, si l'on se trouve à portée de le faire. On a vu souvent après un long traitement dont le résultat semblait en apparence infructueux, tous les symptômes disparaître comme par enchantement, au bout de quelques jours de régime.

12° *Pustules Dartreuses*. Cette variété qui s'appelle pareillement *Dartre vénérienne* a tant de similitude avec les dartres ordinaires, qu'il devient souvent très difficile d'en reconnaître la nature quelle que soit d'ailleurs l'expérience que l'on peut avoir de ce genre de maladies. Cependant voici les différences qu'un œil exercé pourra y reconnaître : il observera 1° que les dartres ordinaires se présentent par plaques et les vénériennes par Pustules tuberculeuses; 2° que les écailles de celles-ci sont plus épaisses, plus fermes, tandis que celles des dartres ordinaires sont plus petites, plus minces, plus faciles à séparer, plus promptes à se reproduire; 3° que les croûtes des dartres ordinaires sont plus plates, plus superficielles, plus fendillées, plus douloureuses, plus saignantes, plus difficiles à détacher. Il faut, je le répéte, pour apprécier toutes ces nuances, une longue pratique et un œil bien exercé ; aussi arrive-t-il souvent que l'on est très embarrassé pour se prononcer sur le genre de ces maladies. Il est encore une circonstance qu'il ne faut point négliger et qui peut servir efficacement à fixer les irrésolutions : c'est que souvent on remarque autour ou à la surface des Pustules dartreuses une couleur brun-cuivré qui indique constamment que l'éruption est syphilitique consécutive. Enfin ce qui doit en dernier ressort décider la conviction sur le caractère de ce symptôme, ce sont les accidens syphilitiques que le malade a pu éprouver antérieurement, tels que Ulcères à la gorge, douleurs nocturnes, Exostoses, etc., etc. Ce sont surtout les moyens employés pour les combattre et dont on peut apprécier l'efficacité ou l'insuffisance.

Il y a de ces Pustules dartreuses vénériennes qui attaquent quelquefois le menton ; les auteurs les nomment alors *Mentagra* ; d'autres fois elles ont leur siège sur les côtés du nez, sur les oreilles, sur les poignets et sur le tronc ; mais assez ordinairement elles se placent à la racine des cheveux et en déterminent la chute ou détériorent le cuir chevelu.

Les dartres de la marge de l'anus sont souvent vénériennes et le plus fréquemment elles

ont pour cause la suppression d'une Gonorrhée
sans traitement rationel. Ces dartres ont communément une couleur brun-cuivré ; elles se
propagent de l'anus au périnée, aux bourses,
à la partie supérieure et interne des cuisses
et occasionnent, surtout pendant la nuit, de
si vives démangeaisons que les malades se grat-
tent avec violence, arrachent la peau et s'excorient. Il suinte bientôt de ces écorchures
une humeur âcre qui s'épaissit et leur donne
l'apparence d'autant d'Ulcères ; les douleurs
que causent ces infirmités sont parfois assez
fortes pour forcer le malade à garder le lit.
Le traitement local consiste dans l'usage des
bains et dans de petites frictions locales avec
le cérat mercuriel n° 7. L'usage du rob fait le
reste.

On voit souvent se développer sur les organes sexuels des femmes, sur les grandes lèvres, sur l'orifice du vagin, sur le clitoris,
une espèce de dartre qui comme la précédente
est accompagnée d'une démangeaison insupportable pendant la nuit. Cette maladie a reçu
de quelques auteurs le nom de *Prurigo syphilitique du pudendum*. Ces dartres se manifestent sous la forme d'un amas de petits boutons
d'un rouge foncé, grouppés et rassemblés en
forme de grappe ; elles se propagent fréquemment de ces organes jusqu'à l'anus et à la partie

supérieure et interne des cuisses; elles changent de couleur en vieillissant, depuis le jaune-
cuivré foncé jusqu'à ce qu'elles aient atteint
le brun livide pour ne plus changer. Elles
sont toujours le résultat d'une Gonorrhée arrêtée imprudemment par des repercussifs ou
d'un autre vice syphilitique constitutionnel.

Les femmes enceintes et celles qui , pour
cause de la cessation définitive de leurs règles,
éprouvent des engorgemens à la matrice , ressentent assez souvent des démangeaisons pareilles à celles dont je viens de parler ; on
pourrait donc s'y tromper. Cependant on évitera toute erreur , en examinant bien si l'on
retrouve dans ce cas , tous les caractères des
dartres décrites ci-dessus , en cherchant à se
rappeler surtout si l'on n'a pas été affligé antérieurement de quelque symptôme vénérien
et s'il n'existe pas quelque signe de Syphilis
constitutionnelle. Le traitement local est le
même que celui des dartres à l'anus.

Enfin la surface interne et la surface ex-
terne du prépuce peuvent être également le
siège de dartres causées par les suites de la
Vérole. Ces dartres sont formées par une multitude de petits boutons vésiculeux , d'un
rouge plus ou moins foncé, qui causent ainsi
que ceux de l'anus et des parties génitales
de la femme , un prurit qu violente déman-

geaison. Il ne faut pas confondre ces dartres avec les dartres ordinaires qui siègent dans cette partie et auxquelles sont sujettes les personnes agées et celles qui ont de l'embonpoint. On évitera de se tromper sur ce sujet en consultant sa vie passée et en se rappelant si l'on a été traité convenablement des accidens vénériens que l'on a pu avoir.

Le traitement local de ces dernières dartres se compose de bains entiers, de bains locaux et d'une propreté minutieuse à la partie affectée ; quelques petites frictions avec le cérat mercuriel n° 7 aideront à la guérison que le traitement général suffira pour terminer.

Les pustules dartreuses ou dartres vénériennes peuvent encore se présenter sous la forme de taches que quelques auteurs nomment *Éphélide syphilitique*. Ces taches sont d'une couleur cuivré-brun ou café au lait très foncé, plus chargées en couleur à leur circonférence qu'au centre. Elles ont beaucoup de ressemblance avec les taches qui surviennent à quelques femmes quand elles sont enceintes. Elles ont ordinairement leur siège au cou, au front, aux joues ; mais plus particulièrement sur la poitrine et à la partie interne des cuisses. Lorsqu'elles sont anciennes, il s'en détache quelquefois de petites écailles fines semblables aux écailles produites par les dartres farineuses ; elles sont douces au toucher comme le reste de la peau.

Dans la description que je viens de faire, il n'y a aucun signe qui puisse faire reconnaître d'une manière certaine et positive les cas où les tâches cuivreuses dépendent d'un vice vénérien et ceux où elles sont produites par une autre cause et où elles constituent l'*Éphélide* ordinaire (1). Néanmoins on a observé que plus la couleur en était foncée et se rapprochait du brun-livide, plus il y avait de probabilité à ce qu'elles provinssent du virus vénérien. Une remarque qui viendra augmenter ces probabilités, c'est si l'on s'apperçoit que les bords de la tache s'élèvent un peu au dessus du niveau de la peau. Mais ce qui doit certainement mettre un terme aux indécisions, c'est la connaissance que l'on peut acquérir des accidens de Vérole que le malade peut avoir éprouvés autrefois, s'il en est quelqu'un surtout sur la nature duquel il ne soit pas permis de conserver aucun doute.

Le traitement local convenable dans ces circonstances consiste dans les bains souvent ré-

_____

(1) Le savant M. Alibert définit ainsi l'Éphélide ordinaire « . . . des taches solitaires, disséminées ou réunies par grappes « sur la périphérie de la peau humaine. Leur forme est en géné- « ral très variée ; les unes ressemblent à des lentilles, les autres « à des plaqnes irrégulières qui ont plus ou moins d'étendue « selon l'intensité de la cause qui les a fait naître. » Dictionnaire des sciences médicales.

pétés ; ces bains et le traitement général ne
tarderont pas à faire disparaître entièrement
ces taches. Si elles persistaient, on aurait recours aux bains de mer ou aux frictions avec
le suc de citron.

13° Enfin le virus syphilitique occasionne
quelquefois sur la peau des espèces de taches
formiculaires qu'on a rangées dans la classe
des pustules vénériennes. Ces taches ressemblent assez aux piqures des fourmis, des puces
ou des punaises ; elles sont couleur rouge-brun
et sans élévation ; on s'aperçoit qu'elles marchent vers leur guérison, au changement de
leur couleur qui d'abord brun-foncé, devient
successivement violette, jaune, puis disparaît
tout-à-fait. On emploie pour tout remède
local, les bains entiers; le traitement général
suffit du reste.

Telles sont les différentes variétés de pustules syphilitiques adoptées par les auteurs. Il
n'aurait pas été difficile d'allonger beaucoup
cette nomenclature ; mais j'estime que cela eût
été fort inutile, car celle que je viens d'exposer est assez étendue pour qu'on ne soit point
embarrassé d'y rattacher les cas qui pourraient
offrir quelque légère dissemblance.

Les pustules d'une même espèce ne se présentent pas toujours seules chez un individu ;
il arrive souvent qu'on en rencontre à la fois

chez le même malade, deux ou trois variétés
bien distinctes les unes des autres. Il est à remarquer aussi que ces pustules ne sont point
accompagnées de fièvre, à moins que ce ne
soit au moment de leur apparition ; mais alors
même le mouvement fébrile est peu de chose
et de courte durée. Cependant il n'est pas
rare de ressentir, quelques jours avant une
forte éruption, un trouble intérieur, un malaise, un dérangement qui cessent dès qu'elle
s'est effectuée. Quelquefois encore les éruptions
sont précédées durant huit ou quinze jours,
par des douleurs dans les os et par des maux
de tête pendant la nuit.

En général, toutes les pustules se présentent
à leur début sous l'apparence de petites taches
rouges comme celles des piqures de puces ;
mais bientôt elles croissent, s'élèvent et prennent la forme qui leur est propre et qui sert à
les faire reconnaître. Il arrive même fréquemment qu'elles se manifestent sans douleur et
que ce n'est qu'après leur entier développement que les malades s'en aperçoivent et sont
réduits à ne plus pouvoir se faire aucune illusion sur leur origine.

Parmi les pustules vénériennes , il en est
dont la guérison est plus facile et qui cèdent
aux anti-vénériens plus aisément que les autres.
Ainsi par exemple les plus rebelles aux traite-

mens sont les pustules *serpigineuses* ; viennent ensuite les *ulcérées*, les *croûteuses*, les *dartreuses*, les *squammeuses*, les *lenticulaires*; puis les *muqueuses*, les *ortiées*, etc., etc.

Les sudorifiques sont sans contredit un puissant remède contre les pustules syphilitiques consécutives et généralement contre tous les symptômes de vérole dont l'origine est plus ou moins ancienne. Néanmoins, je dois déclarer ici que si le malade n'éprouvait pas trop de répugnance à faire usage du traitement mixte qu'on trouvera décrit plus bas, la guérison serait beaucoup plus prompte et souvent beaucoup plus assurée. Les malades peuvent employer ce traitement avec d'autant plus de confiance, que la petite quantité de mercure que l'on joint aux sudorifiques ne peut jamais être dans le cas de nuire.

Quel que soit d'ailleurs le traitement général qu'on aura résolu d'adopter, il ne faut point oublier que le plus puissant de tous les remèdes auxiliaires contre toutes les espèces de pustules, c'est les bains entiers pris en grand nombre, les bains locaux lorsque la conformation des parties peut les permettre, les lotions, et enfin une exacte propreté. Il est essentiel encore, lorsque les pustules ont entièrement disparu, de prolonger le traitement général pendant un mois et même plus, afin de prévenir des réci-

dives qui ne sont pas rares chez les personnes qui négligent ou dédaignent cette précaution.

Il arrive très communément qu'après le
parfait traitement des pustules , lorsqu'elles ont
cédé à des remèdes méthodiquement administrés , il arrive , dis-je , qu'elles laissent sur
les parties de la peau où elles avaient leur
siège , des empreintes de couleur brun-cuivré
dont j'ai déjà parlé. Ces empreintes affectent
beaucoup certains malades , car elles sont une
preuve évidente du virus dont ils étaient atteints. On s'en débarrasse sans trop de difficultés en les bassinant souvent et en les cou-
vrant avec des compresses trempées dans de
l'eau salée à laquelle on aura ajouté un peu
d'esprit-de-vin. M. Lagneau a employé avec
succès le liniment n° 30 , lorsque les taches
étaient répandues sur différentes parties du
corps. Il est inutile , j'imagine , de recommander à mes lecteurs de ne point faire
usage de l'un ni de l'autre de ces remèdes ,
tant que les pustules sont ulcérées ou recouvertes de croûtes ou d'écailles dartreuses. Dans
tous les autres cas , on peut s'en servir dès le
commencement même du traitement.

DES EXCROISSANCES ET VÉGÉTATIONS

SYPHILITIQUES.

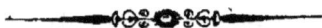

Les excroissances et les végétations syphilitiques sont de petites tumeurs ou prolongemens
de la peau qui ont leur siège ordinaire aux
parties génitales des deux sexes ou dans les
environs de ces parties et qui sont communément le produit d'un virus vénérien plus ou
moins invétéré.

Les auteurs ont établi une ligne de démar-
cation entre les *Excroissances* et les *Végétations*.
Bien que je reconnaisse l'utilité de cette division, en tant qu'elle sert aux hommes de
l'art à expliquer théoriquement de quelle manière elles se forment, je ne l'admettrai point
ici, parce qu'il est très difficile de préciser
exactement la limite où finissent les unes et
où commencent les autres, parce que les ex-
plications longues et détaillées que nécessite-
rait d'ailleurs cette division ne sauraient trouver place dans un ouvrage de la nature de celui-ci destiné principalement aux personnes qui
n'ont aucune notion de la médecine, parce
qu'enfin la connaissance des légères nuances

qui existent entre les *Excroissances* et les *Végétations* ne serait d'aucun avantage pour les malades, attendu que ces deux symptômes ont une origine identique et exigent un traitement absolument semblable. Je répète donc que je comprendrai dans un même article ces deux variétés de la Syphilis et que tout ce que je pourrai dire de l'une sera également applicable à l'autre.

Les excroissances ont reçu diverses dénominations, suivant la forme qu'elles présentent, telles que *Poireaux*, *Fics*, *Choux-fleurs*, *Crétes de coq*, etc., etc.

Les *Poireaux* sont de petits tubercules qui naissent de la peau où ils adhèrent fortement et qui ressemblent parfaitement à des verrues. Ils sont d'abord d'une couleur claire, se ternissent en vieillissant et finissent par devenir jaunes. Il se forme quelquefois dans leur intérieur du pus épais qu'on fait sortir en forme d e bandelette en les pressant fortement entre les doigts.

Les *Fics* sont d'autres petits tubercules arrondis, ainsi nommés à cause de la ressemblance qu'on a cru y trouver avec une figue naissante. Les pédicules des Fics sont un peu plus étroits que le reste de leur surface.

Les *Condylomes* ont été ainsi appelés par suite de l'analogie que leur forme paraît présenter avec la tête articulaire des os; leur ex-

trémité libre est arrondie et plus développée
que la partie par laquelle ils adhèrent à la peau
où ils sont plus resserrés.

Les *Crêtes de coq* simulent tant bien que
mal la crête de l'animal auquel elles ont emprunté
leur nom ; elles sont plus ou moins applaties
sur les côtés ; leur base ou le bord qui tient à
la peau est plus large que le bord libre qui présente de légers tubercules.

Les *Choux-fleurs* sont des excroissances qui,
comme toutes celles qui précèdent , doivent
leur nom à l'objet qu'elles paraissent figurer.
Le pédicule du Chou-fleur est étroit ; mais
bientôt il se développe, et se divise en plusieurs
branches qui forment une masse plus ou moins
considérable parsemée de petits grains d'où
suinte ordinairement une humidité d'une odeur
particulière.

Il y a encore d'autres excroissances auxquelles on a donné les noms de *Mures*, de *Fraises*,
de *Framboises* , d'après les rapports de ressemblance qu'elles affectent avec ces diverses
qualités de fruits.

Les Excroissances ou Végétations ont leur
siège le plus ordinaire, chez l'homme, au gland
et au prépuce, chez la femme, aux grandes et
aux petites lèvres , à l'entrée du vagin et sur le
clitoris, chez les deux sexes, à l'anus et au périnée ; quelquefois, mais bien rarement elles

se montrent à la bouche, aux mammelons des nourrices, à l'entrée des narrines, etc., etc.

Les excroissances sont presque toujours, ainsi que je l'ai dit, un signe assuré de Syphilis constitutionnelle et ne paraissent d'ordinaire que plusieurs mois après l'inoculation du virus, ou long-temps après l'apparition d'une Gonorrhée ou de Chancres qu'on aura livrés à eux-mêmes ou traités peu convenablement. Cependant on a des exemples d'excroissances survenues quinze jours ou un mois après le coït impur, sans qu'elles aient été précédées par aucun autre symptôme. On a observé qu'en général la malpropreté chez les hommes et plus particulièrement chez les femmes prédisposait aux excroissances et en facilitait le développement, tandis qu'elles étaient infiniment plus rares chez les personnes qui d'habitude se tiennent proprement.

Quoique les végétations ou excroissances soient habituellement un indice bien certain, bien positif de Vérole, il arrive pourtant quelquefois qu'elles tiennent à d'autres causes et c'est alors ce qu'il est vraiment embarrassant de décider. Ainsi, par exemple, il peut survenir aux femmes enceintes des excroissances dont l'apparence est en tout la même que celle des excroissances vénériennes, tandis que l'origine en est bien différente ; en effet elles

ne sont dues qu'à l'état de grossesse où se
trouve la femme qui en est attaquée : la pression que la tête de l'enfant exerce sur les petits vaisseaux , suffit pour gêner la circulation
du sang et par suite pour déterminer le développement des végétations dont il s'agit. Si dans
ces circonstances , les femmes consultent un médecin expérimenté , elles ne tarderont pas à
voir leurs craintes dissipées et leurs terreurs
évanouies ; quant au traitement , il ne doit
nullement les alarmer , puisqu'il n'y en a point
à faire et qu'il suffit de temporiser pour attendre l'accouchement qui sera promptement
suivi de la disparition de toute incommodité.

Mais si au lieu de se confier , ainsi que je l'ai
dit , à quelque praticien habile , elles ont le
malheur de tomber entre les mains d'un no-
vice un d'un médecin sans expérience , elles
sont exposées à subir des traitemens longs ,
dispendieux et qui pis est , inutiles et elles
courent le risque de voir le désordre et
le trouble portés dans le sein de leurs familles.
Il est peu de praticiens qui n'aient été plusieurs
fois appelés dans des circonstances pareilles
et dont la parole et l'autorité n'aient ramené
le calme et la concorde dans des ménages
déjà troublés et désunis. Moi-même dans le
cours d'une longue pratique , j'ai vu souvent

des cas semblables se présenter, parmi lesquels
je n'en citerai qu'un, parce qu'il est le plus
récent.

Monsieur B... conduisit chez moi son
épouse, enceinte de sept mois et affectée
d'un grand nombre de végétations à la vulve,
pour lesquelles son médecin lui fesait subir
depuis deux mois un traitement anti-vénérien.
Après l'avoir attentivement examinée, après
l'avoir interrogée ainsi que son mari, j'acquis
la certitude que ces excroissances n'étaient
dues qu'à son état de grossesse ; je l'engageai
donc à discontinuer tous les remèdes, ce qu'elle
fit avec grand plaisir et j'eus la satisfaction d'ap-
prendre que huit jours après son accouchement, toutes les excroissances avaient disparu
sans qu'il en restât aucune trace.

Ce n'est pas seulement chez des femmes dans
l'état de grossesse que de pareilles excroissances se manifestent ; on en voit parfois chez de
jeunes personnes encore vierges, mais qui ont
remplacé les jouissances de la copulation par
des attouchemens, des titillations trop vives,
trop fréquentes ; on voit même chez des personnes parfaitement saines, le seul abus du
coït être suivi du même résultat. On conçoit
de reste, après cela, combien est difficile,
combien est délicate la position du médecin
appelé à prononcer définitivement sur la na-

ture réelle de la maladie dans de pareilles circonstances.

Si d'un côté il y a un grave inconvénient à
apercevoir un vice vénérien là où il n'existe pas,
il y a de l'autre un véritable danger à ne pas
le reconnaître là où il existe réellement. Il
faut donc, lorsqu'on éprouve des excroissances
ou végétations, faire un retour sur soi-même,
interroger ses souvenirs et sa vie passée, et si
l'on a éprouvé déjà quelque symptôme vénérien dont le traitement n'ait pas été suivi avec
toute la méthode et les soins nécessaires, si l'on
a communiqué avec des personnes suspectes,
on ne doit pas balancer à juger les excroissances comme vice syphilitique et à les traiter
en conséquence.

En général, les excroissances ne sont douloureuses que quand elles sont volumineuses
et qu'elles se trouvent comprimées ou tiraillées;
leur surface peut alors s'ulcérer et elles peuvent
devenir d'une guérison difficile.

Le traitement général suffit quelquefois à
faire tomber les excroissances pour ne plus
reparaître; mais le plus ordinairement elles
persistent, bien que le virus vénérien soit entièrement détruit; l'on est alors obligé de
recourir à des moyens locaux. Ainsi, lorsqu'on
sera parvenu vers le milieu ou les deux tiers
du traitement, on essayera de les toucher

plusieurs fois par jour avec la dissolution n° 25, ou de les panser avec le cérat mercuriel n° 7, étendu sur de la charpie et bien saupoudré avec de la poudre de *Sabine*. Ces remèdes sont d'ordinaire suffisans pour déterminer leur chute ; mais si elles y résistaient, on se déciderait à les cautériser. (1)

On peut également employer avec avantage la ligature, lorsque les excroissances sont isolées et quelles présentent un pédicule étroit et facile à saisir. Cette ligature doit se faire avec un fil de lin ou de soie, bien ciré et formé d'un ou de plusieurs brins ; on la serre chaque jour davantage, jusqu'à la chute de l'excroissance. Si après cette chute il restait un petit engorgement, ce qui dénote la présence d'une espèce de racine, il suffirait de le cautériser une fois ou deux avec la pierre infernale, pour tout faire disparaître. Bien des personnes croient que la soie de couleur cramoisie est meilleure

---

(1) Les moyens de cautérisation sont de plusieurs espèces; mais le plus facile, celui dont on se sert le plus communément, c'est la pierre infernale. Avant de cautériser avec cette pierre, il faut avoir soin d'humecter légèrement soit la surface de l'excroissance, soit la pierre elle-même, afin que la cautérisation s'opère mieux. Il suffira de cautériser chaque fois pendant une minute; on attendra, pour renouveler l'opération, la chute de la partie de la peau qu'on aura brûlée; l'on continuera ainsi jusqu'à ce que l'on ait détruit les racines.

pour opérer les ligatures : c'est une erreur, un préjugé sans fondement ; la couleur du fil est absolument indifférente. Quel que soit du reste le traitement local auquel on aura recours, il faut absolument ne le point mettre en usage avant d'être parvenu aux deux tiers ou à la fin de la durée du traitement général.

Les excroissances ou végétations des parties génitales et de l'anus gênent quelquefois beaucoup les malades, soit pour marcher, monter à cheval, soit pour l'accomplissement du coït, soit même pour aller à la selle ; dans ce dernier cas, il convient de faire usage de lavemens pour rendre les excrèmens plus liquides et en faciliter l'expulsion ; pour les premiers, il faut autant que possible garder le repos.

Une dernière prescription me reste à faire : lorsqu'à leur début les excroissances sont compliquées d'inflammations et de vives douleurs, il convient de calmer tout d'abord cette irritation par les bains, par l'application des cataplasmes n° 22 et 23, par celle de plumasseaux de charpie ou de compresses fines imbibées des décoctions n° 20 ou 21, enfin par des onctions sur les parties malades avec le cérat opiacé n° 6. Il est bien rare que tous ces moyens ne suffisent pas et qu'on soit obligé d'avoir recours à la saignée locale ou application de sangsues.

DES DOULEURS OSTÉOCOPES

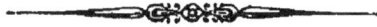

Les douleurs qui se font sentir dans les os, aux jointures ou articulations et aux parties molles qui les environnent, se nomment douleurs ostéocopes ; elles sont presque toujours produites par un virus syphilitique dont la date peut beaucoup varier.

Ces douleurs sont quelquefois tellement lancinantes, tellement intolérables qu'elles arrachent des gémissemens et des cris de désespoir aux malades les plus fermes et les plus maîtres d'eux-mêmes. Elles présentent ces particularités remarquables, qu'on les ressent plus vivement lorsque le jour est sur son déclin, que leur violence augmente progressivement pendant les trois ou quatre premières heures de la nuit et que les approches de l'aurore et les premiers rayons du soleil, en les calmant, rendent aux malades le repos et le sommeil ; souvent, pendant le jour, elles sont si légères, si peu senties, que les personnes qui en sont affligées s'en aperçoivent à peine et se livrent sans difficulté à leurs occupations ordinaires. Il faut remarquer pourtant qu'on n'a pas toujours le malheur de les éprouver à un si haut degré d'intensité et que cette exaspération n'est due souvent qu'à des traitemens impuissans ou mal administrés.

Il est d'autres circonstances qui caractérisent assez communément les douleurs qu'occasionne le virus syphilitique : ainsi les malades semblent trouver une espèce de soulagement dans l'impression du froid et de l'humide ; s'ils sont dans leur lit, ils ne peuvent laisser long-temps la partie souffrante à la même place ; la chaleur leur fait mal ; ils recherchent toujours avec empressement une place nouvelle dont la fraîcheur leur procure un instant de repos ; ces particularités sont caractéristiques, car dans toutes les autres douleurs, telles que *Rhumatismes, Sciatiques nerveuses*, etc., l'effet contraire a lieu ; c'est le froid qui augmente les souffrances et la chaleur qui les diminue.

Enfin, il arrive assez ordinairement que les personnes atteintes de douleurs ostéocopes, le sont aussi de Pustules, d'Ulcères consécutifs, d'Exostoses ou d'autres symptômes qui indiquent encore d'une manière plus positive l'origine vénérienne de leur maladie. Il est bon d'observer que souvent il y a gonflement des os et tuméfaction des parties voisines ; mais que les douleurs ostéocopes, même les plus aiguës, peuvent se faire sentir parfois sans qu'aucune tumeur, sans qu'aucun gonflement se laisse apercevoir.

Le traitement général le plus convenable dans toutes les douleurs ostéocopes syphilitiques est sans contredit le traitement par les sudorifiques, ou l'usage du rob et de la tisane de Salsepareille, tel qu'on le trouvera décrit dans cet ouvrage, à l'article TRAITEMENT GÉNÉRAL. L'expérience la plus constante ne permet pas le moindre doute sur la supériorité de ce genre de remèdes.

Le traitement local, si les douleurs sont violentes, ne peut avoir d'autre objet que de les calmer. On y parviendra en appliquant sur la partie douloureuse, les cataplasmes calmans n° 23 ou des compresses trempées dans la décoction calmante n° 21. Si ces moyens ne suffisaient pas, on prendrait, le soir en se couchant, un grain d'*extrait gommeux d'opium* ou bien une once de sirop de *Diacode* qu'on diviserait en deux portions pour les prendre à demi heure de distance l'une de l'autre. Ordinairement la réunion de ces médicamens ne tarde pas à appaiser en grande partie la violence des douleurs. C'est le but qu'on doit se proposer, car il ne faut pas s'attendre à les faire évanouir entièrement; mais on obtient du moins quelques heures de relâche, ce qui est très important pour le malade dont le moral se ranime pendant la cessation des douleurs et qui ainsi attend avec plus de patience que le traitement

général vienne produire ses bons effets , en
détruisant radicalement le virus et en rame-
nant , avec la santé , un calme et un repos
durable. Si au début de la maladie , la sensibilité était trop exaltée , les souffrances trop
déchirantes , on pourrait faire précéder les calmans que je viens de prescrire , par une ou
deux applications de sangsues sur la partie
souffrante elle-même.

Il faut éviter d'arrêter le traitement général aussitôt que les douleurs auront disparu ;
cette hâte pourrait avoir des suites funestes.
On doit , ainsi que je l'ai déjà prescrit dans
d'autres circonstances , le continuer quinze ,
vingt ou même trente jours après l'entière disparition de tout symptôme.

Lorsque les douleurs seront appaisées , du
moins en grande partie , ou si elles n'ont pas
été assez vives pour qu'on ait eu recours aux
calmans , on aidera puissamment à l'efficacité
du traitement général en faisant tous les soirs
à l'endroit de la douleur de légères frictions
avec un peu d'onguent napolitain ou en y appliquant des compresses fines imbibées de la
liqueur de Van-Swieten , n° 31.

DES EXOSTOSES, PÉRIOSTOSES, NODUS,

ETC. , ETC.

Le virus vénérien produit souvent dans les os, différentes maladies auxquelles on a donné des noms particuliers tels qu'*Exostoses* , *Périostoses* , *Nodus* , *Tumeurs gommeuses* , *Carie et Nécrose* syphilitiques. Je vais examiner rapidement chacun de ces symptômes, attendu que de longues dissertations m'entraineraient hors du cercle que je me suis tracé. Ce que j'en dirai sera néanmoins suffisant pour mettre le malade à même de diriger en toute connaissance de cause, le traitement convenable à la variété dont il sera atteint.

DES EXOSTOSES SYPHILITIQUES.

L'Exostose syphilitique est une tumeur formée par le gonflement de la totalité ou d'une partie d'un os. Elle dénote ordinairement la présence d'un vice vénérien produit, ainsi que cela arrive dans tous les autres cas, par un premier symptôme négligé ou mal traité.

On peut diviser les Exostoses en indolentes
et en aiguës. Les premières croissent lentement, sans douleur et souvent ne sont aperçues
des malades que lorsque le hazard leur fait
porter la main ou la vue sur la partie attaquée.
Les Exostoses aiguës sont celles dont les progrès sont rapides, dont la marche est vive et
brusque, et qui causent de cuisantes douleurs.
Ces dernières, quoiqu'elles occasionnent de
plus grandes souffrances et qu'elles donnent
ordinairement plus d'inquiétude, sont cependant
plus tôt guéries que les autres, surtout lorsqu'on
s'y prend à temps et que l'on a le soin de suivre
un traitement méthodique et rationnel. Il arrive quelquefois que l'irritation qu'elles pro-
curent aux parties voisines détermine la formation d'un abcès qui communément s'ouvre
de lui-même et se guérit avec assez de promp-
titude, sans laisser après lui aucune trace. Dans
d'autres circonstances, bien que ce soit plus
rare, l'inflammation est plus indolente, l'accumulation du pus se fait plus lentement, mais
aussi à une telle profondeur qu'on a souvent
bien de la peine à s'en apercevoir. Dans ce
cas, l'os qui est déjà malade et qui se trouve
en contact avec le pus pendant un temps plus
ou moins long, peut en être altéré et finir par
se carier plus ou moins profondément. Ces accidens sont très graves et nécessitent la présence

d'un habile médecin que le malade ne doit point tarder à faire appeler.

En général, on a remarqué que les Exostoses se plaçaient de préférence aux parties des os les moins recouvertes par les chairs et qui par-conséquent sont les plus rapprochées de la peau, comme par exemple aux os du *crâne*, aux *clavicules*, au *sternum*, aux *tibias*, etc. Elles sont souvent précédées et annoncées par des douleurs dans les parties molles environ-nantes. Il est de ces tumeurs qui résistent au contact et qui ne font que très peu de mal ou qui même n'en font pas du tout pendant le jour, tandis qu'elles occasionnent de vives souf-frances pendant la nuit, alors que le malade est chaudement couché dans son lit. Il en est d'autres qui sont mollasses et qui cèdent faci-lement à la pression des doigts en causant des douleurs intolérables.

Les Exostoses se guérissent ordinairement avec assez de facilité par l'usage du Rob et de la tisane de Salsepareille auquel on peut ajou-ter les bains et le repos.

Si le malade souffre beaucoup, le traitement local à suivre consiste dans l'application sur la partie douloureuse, des cataplasmes n° 23 ou de compresses fines trempées dans la décoction calmante n° 21. On pourrait, si les douleurs étaient portées à un haut degré d'exaspéra-

tion, faire précéder l'emploi de ces topiques
par l'application des sangsues. Lorsque l'inflammation sera à peu près appaisée on aura
recours à de légères frictions faites sur la tumeur avec un peu de cérat mercuriel n° 7.

Au reste, dans la plupart des Exostoses récentes, le traitement local devient souvent inutile, car elles cèdent, je le répète, avec assez
de facilité au traitement général par les sudorifiques.

DE LA PÉRIOSTOSE.

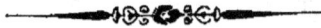

On nomme *Périostose* la tuméfaction ou
gonflement d'une partie du Périoste (1). Cette
maladie est toujours le résultat d'un vice syphilitique. Elle se confond avec l'Exostose au
point que plusieurs auteurs ont mis en question
si c'était deux maladies différentes. Il est en
effet fort difficile de saisir la nuance qui les
sépare, puisqu'elles occupent les mêmes points
osseux, qu'elles sont produites par la même
cause, qu'elles présentent les mêmes symptômes et qu'enfin elles exigent absolument les
mêmes traitemens. Or, si des médecins habiles

(1) Le *Périoste* est une membrane qui recouvre toutes les
parties des os.

confondent ces deux variétés de la Syphilis , à plus forte raison est-il permis de le faire aux personnes étrangères à l'art de guérir. Quoiqu'il en soit, on se conduira tant pour le traitement spécifique que pour le traitement local, comme il a été dit au sujet des Exostoses.

DES NODUS.

Les *Nodus* sont de petites tumeurs à peu près arrondies qui , ainsi que les Périostoses , surviennent ordinairement aux parties des os les plus rapprochées de la peau. Ils ressemblent également aux Exostoses au point que plusieurs auteurs n'ont pas hésité a les confondre. Ils dénotent toujours un vice syphilitique très ancien.

Les *Nodus* sont quelquefois accompagnés d'une douleur violente qui se fait sentir plus vive encore et plus intense pendant la nuit. Abandonnés à eux-mêmes , ils augmentent de volume et peuvent acquérir la grosseur de la moitié d'une noix. Ils sont d'abord durs et n'occasionnent aucun changement à la couleur de la peau. S'ils ne sont efficacement combattus par un traitement anti-vénérien , ils s'enflamment quelquefois, s'ouvrent spontanément

et finissent par s'ulcérer ; mais lorsqu'on les
traite en tems utile, on en obtient assez facilement la résolution.

On doit se conduire dans le traitement général et dans le traitement local des Nodus , de
la même manière que pour les Exostoses et
pour les Périostoses, ces diverses variétés ayant
à peu près la même marche et offrant les mêmes
phénomènes.

DES TUMEURS GOMMEUSES.

Les auteurs ont donné le nom de *Gomme* ou *Tumeurs gommeuses* à des grosseurs plus ou moins
arrondies qui se forment dans le voisinage des
os et qui sont occasionnées par le virus vénérien. Elles ont encore été appelées par quelques écrivains, *Exostoses molles* , à cause de
la ressemblance qu'on a cru y remarquer avec
ce genre de maladie. Cependant ces tumeurs
ne sont , à proprement parler , que des abcès
avec peu ou point d'inflammation ; elles siègent sur les parties des os les plus rapprochées de la peau ; elles prennent naissance
entre l'os et le périoste où se forment de petits
engorgemens durs qui croissent avec lenteur
et qui progressivement acquièrent le volume

d'une noix ou d'un petit œuf de poule; elles
sont précédées dans le lieu où elles doivent
apparaître, par une douleur sourde qui cesse
pour l'ordinaire quand la tumeur est formée.
Ces tumeurs gommeuses sont dures dans le
commencement ; mais livrées à elles-mêmes
elles se ramollissent ; il se forme dans leur intérieur une collection de matière semblable au
mucilage demi liquide de *Gomme arabique*, ce
qui leur a fait donner le nom qu'elles portent.

Ces tumeurs sont toujours le signe certain
d'une Syphilis constitutionnelle très invétérée
et accompagnée le plus souvent d'autres symptômes vénériens, tels que Pustules, Exostoses,
etc. Les malades qui s'en trouvent atteints ,
sont en général maigres, affaiblis ; ils ont le
teint pâle , plombé et paraissent être dans un
état pénible de souffrance et de marasme.

Le traitement général doit être en tout, le
même que pour les autres symptômes vénériens
invétérés. On concevra cependant qu'ici la rigidité du régime doit être subordonnée aux
forces du malade , qu'il vaut mieux encore ,
au risque de prolonger un peu le traitement ,
soutenir ses forces par quelques alimens restaurans et analeptiques , que de courir la chance ,
de le faire tomber dans un état complet d'anéan-
tissement par l'observation d'un régime trop
.sévère pour sa situation.

Ce sera du reste, si le malade est dans un état de faiblesse trop prononcé, ce sera, dis-je, un acte de sagesse que de faire appeler un homme de l'art pour qu'il dirige le traitement.

Le traitement local des Tumeurs gommeu-ses, si elles sont intactes, si elles offrent de la résistance, consistera à les frictionner soir et matin avec gros comme un pois d'onguent na-politain. Si les Tumeurs sont molles, si l'on sent au contact qu'elles contiennent un fluide et si elle ne s'abcèdent pas d'elles-mêmes, on fera bien de les ouvrir soit par un petit coup de lancette, soit avec la pierre à cautère dont j'ai décrit l'emploi pour l'ouverture des Bubons, page 102. Enfin lorsque le pus de la tumeur sera bien évacué, on pansera la plaie avec l'onguent n° 8.

DE LA CARIE (1) ET DE LA NÉCROSE (2)

La *Carie* et la *Nécrose* sont deux maladies qui affectent la substance même des os et qui

(1) La *Carie* est une solution de continuité dans un os avec perte de substance. La carie est aux os, ce que l'ulcère est aux parties molles.

(2) La *Nécrose* est la mort de la totalité ou d'une partie plus ou moins étendue d'un os. On la nommait autrefois *Carie sèche*. La Nécrose est aux os, ce que la Gangrène est aux parties molles.

souvent peuvent provenir des suites d'une Vérole dégénérée. Mais comme ces affections peuvent encore être produites par d'autres causes,
il est assez difficile d'en déterminer l'origine,
lorsqu'elles ne sont pas accompagnées par d'autres symptômes syphilitiques qui aident à les
reconnaître.

Lorsqu'on aura acquis la certitude que la
Carie ou la Nécrose sont le résultat d'une affection vénérienne, on emploiera le traitement
général que je viens d'indiquer dans tous les
articles qui précèdent celui-ci. Ce traitement
ne tardera pas à en arrêter les progrès. Ces
symptômes, du reste, sont d'une extrême gravité et exigent la présence d'un médecin habile
pour diriger le traitement local.

Enfin la Syphilis constitutionnelle peut encore être la cause d'autres symptômes plus ou
moins graves, tels que ;

1º *L'Alopécie*. Cette maladie dont le nom
veut dire *Perte des Cheveux* est souvent le
produit d'un vice vénérien parvenu à son dernier degré ; si l'on ne se hâte d'en arrêter les
progrès, la chute des poils de toutes les parties du corps ne se fait pas long-tems attendre.
L'Alopécie est de nos jours bien moins fréquente qu'autrefois ; elle exige le traitement général commun à tous les autres symptômes de
Vérole constitutionnelle, avec cette différence

néanmoins, que le traitement doit être plus long-temps continué, vu que le virus qui détermine la chute des poils est presque toujours plus ancien et plus invétéré que dans tous les autres cas.

Le traitement local consiste, si le malade est encore dans l'âge viril, à raser tous les huit jours les parties dont le poil est tombé. Cette pratique deviendrait inutile si l'âge dont je viens de parler était de beaucoup dépassé, car alors les poils ne croissent pour l'ordinaire qu'avec beaucoup de difficultés. On devra se contenter dans ce cas d'en arrêter la chute dans les endroits où ils subsistent encore.

Si les parties que la maladie a privées de poils sont rouges et enflammées, on cherchera à appaiser l'irritation, en y faisant de fréquentes lotions avec les décoctions nᵒ 19, 20 ou 21, en y appliquant les cataplasmes nᵒ 22 ou 23, ou enfin en les frottant avec du cérat simple ou même avec tout autre corps gras adoucissant, tel que la moelle de bœuf, l'huile d'amandes douces, etc. Lorsque la peau sera revenue à peu près à son état naturel, on y fera de légères onctions avec le cérat mercuriel nᵒ 7, ou quelques lotions avec la liqueur de Van-Swieten nᵒ 31. L'usage des bains ne devra pas non plus être négligé.

2ᵒ *La Céphalée vénérienne.* On appelle ainsi

des douleurs de tête intolérables qui ont pour
cause principale la plus commune un vice vénérien porté sur les os du crane ou sur les
membranes qui les enveloppent. Les signes qui
distinguent ce symptôme syphilitique des autres
maux de tête chroniques sont très difficiles à
apprécier. Il faut pour y réussir, une habitude,
une sagacité peu communes. Un des caractères
les plus distinctifs, c'est la régularité des re-
doublemens qui surviennent vers le milieu de
la nuit après le premier sommeil qui souvent
est très court; il arrive quelquefois que les souffrances sont si violentes et si continues que les
malades sont privés de repos pendant des mois
entiers, et ce qui est encore plus déplorable et
plus malheureux pour eux, c'est que les saignées, les bains, les purgatifs, etc., qui en général calment, sinon en totalité, du moins en
partie les maux de tête ordinaires, ne sont
d'aucune efficacité dans ceux produits par le
virus vénérien ; l'opium même et ses préparations sont plutôt nuisibles qu'utiles. L'unique
source de laquelle on puisse attendre quelque
soulagement, c'est le traitement général méthodiquement administré et continué avec persévérance ; les seuls moyens locaux dont l'emploi ait quelque peu réussi, sont des compresses
fines, imbibées de laudanum liquide ou de toute
autre dissolution d'opium, appliquées à froid

sur la douleur ; les vésicatoires à la nuque ont
aussi produit quelquefois de bons effets.

3° *La surdité* et *le bourdonnement d'oreilles.*
Ces infirmités n'ont souvent d'autre cause que
la Syphilis constitutionnelle dont le virus a
porté le désordre sur les organes de l'ouïe ;
d'autres fois, ce sera une simple Gonorrhé qui,
traitée inconsidérément par les repercussifs,
aura transporté son humeur dans l'intérieur de
l'oreille. Cette maladie n'exige d'autres remèdes
qu'un traitement général suivi avec soin. S'il
y avait douleur et inflammation, on ferait bien
d'y joindre l'application des sangsues derrière
l'oreille, les fumigations, les injections émollientes dans l'intérieur de cet organe avec la
décoction n° 19 ou 20 , les bains de pied avec
la moutarde, les vésicatoires à la nuque et les
purgatifs répétés de tems en tems.

Il y a encore bien d'autres maladies dont le
virus vénérien peut être la cause : ainsi à la
triste et longue nomenclature que je viens de
dérouler, on peut ajouter l'*Hydrocèle*, le *Sar-*
cocèle, *les dépôts à l'anus* ou *aux grandes*
lèvres, *la cécité* ou perte de la vue, *la Rau-*
cité ou extinction de la voix, *les fistules à l'a-*
nus, *les abcès*, *les cloux* sur toutes les parties
du corps, enfin une foule d'autres affections
dont la description serait de beaucoup trop
longue pour les bornes de cet ouvrage et qui,

d'ailleurs sont parfois très difficiles à classer
parmi les maladies vénériennes, si elles ne sont
précédées ou occompagnées de quelqu'autre
symptôme plus tranché et plus décisif qui ote
jusqu'àla possibilité du doute. Malgré tout cela il
faut, je le répète, dans un grand nombre de circonstances, un tact, une habitude et des connaissances spéciales qu'on ne peut acquérir que par
des études approfondies et une longue pratique.
Ainsi, dans les cas incertains, il n'y pas à balancer ; il faut consulter un médecin instruit et
le consulter sans détour, sans arrière pensée
et la franchise à la bouche. L'intérêt même du
malade le lui commande.

Je ne terminerai pas ce chapitre, sans ajouter que pour ces dernières variétés dont je n'ai
fait qu'indiquer le nom, comme pour toutes
les autres que j'ai plus amplement décrites, il
n'y a qu'un seul et unique traitement général,
celui dont j'ai parlé jusqu'à présent et dont la
description va suivre.

DU PRONOSTIC.

La maladie vénérienne se manifeste sous
tant de formes diverses, elle est si changeante
et si capricieuse, elle présente tant de nuances

et de variétés, qu'il est souvent très difficile au médecin de porter son pronostic. D'ailleurs, ce pronostic doit être encore modifié par une infinité de circonstances, telles que *l'âge, le sexe, le tempéramment, le climat*, etc., etc. Voici pourtant à ne tenir compte que des circonstances que je viens d'énumérer, ce qu'une longue observation et l'expérience de plusieurs siècles ont appris de plus positif à ce sujet.

1° L'AGE. On a observé que chez les vieillards la marche du virus vénérien était beaucoup moins rapide que dans l'âge viril et que les accidens inflammatoires étaient moins fréquens et moins à craindre. Mais d'un autre côté, si les symptômes se développent plus lentement, le virus demeure plus long-temps caché et mine sourdement, tandis que le malade demeure dans la plus entière sécurité. Lorsque la maladie se détermine enfin à faire son explosion, on éprouve souvent de la difficulté à maintenir un traitement régulier, vu que le patient manque parfois de la force nécessaire pour le suivre méthodiquement pendant tout le temps nécessaire. En résumé si le virus est plus lent à se développer chez les vieillards, il est aussi plus difficile et plus long à déraciner.

On remarque journellement que les enfans qui naissent de parens vérolés sont d'une mauvaise santé, que leurs organes sont mous, af-

faiblis, leur peau décrépie et livide, et qu'enfin
ils dépassent rarement l'époque de leur première dentition. Astruc affirme même que le
principe destructeur du virus vénérien est suffisant pour causer la mort de l'enfant dans le
sein de sa mère. Mais en supposant que le savant
écrivain ait fait erreur et que le virus syphilitique n'ait pas cet excès de malignité, on ne
peut du moins lui contester la malheureuse
propriété d'être une cause prédisposante à l'a-
vortement qui, pour peu qu'elle soit secondée
par une cause efficiente comme la danse, la
course, une chute, un faux pas, l'excès du coït,
une vive affection morale, etc., ne manquera
pas de produire une fausse couche.

Il y a une foule d'exemples de femmes chez
qui le virus vénérien était caché, méconnu,
dont les unes ne pouvaient porter leurs enfans
au delà de deux mois et dont les autres après
les avoir portés jusqu'au sixième ou au septiè-
me, avortaient au plus tard à cette époque,
malgré toutes les précautions imaginables ; hé
bien, ces mêmes femmes, après avoir subi un
traitement anti-vénérien, méthodiquement administré, ont fini par porter heureusement tous
leurs enfans à terme.

2° LE SEXE. Quelques auteurs prétendent que
la Syphilis occasionne des effets moins dévasta-
teurs chez les femmes que chez les hommes et

qu'elles sont redevables de cet avantage à la présence périodique de leur flux menstruel. Cette opinion ne paraît pas bien démontrée, car si l'on rencontre des femmes qui ont subi jusqu'à dix et même jusqu'à quinze traitemens, sans que leur constitution en paraisse détériorée, on en voit beaucoup d'autres qui négligeant ou traitant mal leur maladie, tombent dans un tel état de décrépitude et de marasme, qu'elles ne tardent pas à succomber.

On a remarqué que lorsque les femmes sont parvenues à l'âge critique où leurs règles cessent de paraître, si elles prennent une maladie vénérienne, leur guérison devient plus difficile que celle des hommes. C'est encore à cette époque qu'on voit chez quelques unes se déclarer spontanément différens symptômes de syphilis qui jusqu'alors étaient demeurés cachés et qu'on aperçoit avec surprise développer divers caractères de gravité.

Ces différences défavorables aux femmes ne peuvent être attribuées qu'au désordre occasionné généralement chez elles par la suppression de leurs évacuations menstruelles.

3° Le Tempéramment. On a observé que la maladie vénérienne est moins grave chez les personnes robustes, bien constituées et d'un tampéramment sanguin ; que ces personnes en guérissent assez facilement surtout en s'y prenant à temps pour arrêter les progrès de l'inflammation ; que la même maladie a plus de force et de tenacité chez les tempérammens secs, bilieux et irritables dont la cure est, en général, plus longue et plus difficile ; qu'enfin ceux chez lesquels elle exerce les plus grands ravages sont les individus faibles, cacochymes, valétudinaires ou déjà atteints de quelque autre affection telle que Scorbut, Dartres, Scrophule, etc., etc.

4° LE CLIMAT. Il est démontré que les pays chauds sont très favorables aux malades affligés de la Syphilis et que ce mal perd de sa force et de sa malignité en passant d'un climat froid dans un climat plus chaud, ce qui s'explique facilement par la facilité et l'abondance des transpirations que la chaleur procure. L'effet contraire a pareillement lieu, c'est-à-dire, que l'état du malade empire, s'il vient à passer d'un pays chaud dans un pays froid.

Telles sont les principales observations que l'on a pu faire sur les circonstances générales qui servent le plus à modifier les accidens syphilitiques. Ces observations, du reste, ne doivent point être prises dans un sens absolu. Ce sont, il est vrai, des règles, mais des règles soumises à des nombreuses exceptions.

CHAPITRE III.

DES TRAITEMENS.

On peut diviser le traitement *général* ou *spécifique* contre la Syphilis en trois espèces, savoir :

1º *Traitement Mercuriel.* C'est celui où le Mercure est seul employé de diverses manières et sous différentes formes.

2º *Traitement par les Sudorifiques.* C'est celui dans lequel les Sudorifiques sont les seuls spécifiques mis en usage contre la maladie vénérienne.

3º *Traitement Mixte.* Le nom de ce traitement indique assez qu'il participe de la nature de chacun des précédens.

Je vais successivement m'occuper de ces trois genres de traitement.

DU MERCURE.

Le Mercure (1) est le remède le plus ancien-

(1) La grande facilité que possède ce métal pour se réduire en vapeurs et pour se volatiliser par la chaleur, l'a fait nommer par les anciens Mercure, pour indiquer qu'il s'élève en l'air comme le messager des dieux.

nement connu en Europe par son efficacité
contre les affections syphilitiques. Lors de l'apparition de cette maladie, nos ancêtres ne la
combattirent qu'avec ce médicameut; cependant de nos jours ce genre de traitement est
presque totalement abandonné et c'est avec
juste raison. En effet, si l'on ne peut disconvenir que le Mercure est un des meilleurs spécifiques connus contre la vérole, si l'on en
a obtenu de fort belles cures en l'adminis-
trant convenablement, si des praticiens pru-
dens et éclairés l'ont employé à l'entière satisfaction de leurs malades et de l'humanité,
on ne peut pas se dissimuler d'un autre côté,
qu'il n'a fait que trop souvent de nombreuses victimes lorqu'il n'a pas été menagé avec
la plus grande sagesse; l'on ne peut nier qu'il
ne soit un remède très dangereux entre les
mains de médecins inexpérimentés et pour les
malades qui négligent la rigoureuse observation du régime et des autres précautions que
son emploi rend indispensables. Il y a plus,
pour quelques personnes, l'usage du Mercure
peut devenir funeste, seulement par l'antipathie qu'il cause à leur estomac quand il est
pris intérieurement, et par suite de la susceptibilité et de l'exquise délicatesse du système
nerveux, lorsqu'il est employé à l'extérieur.
Enfin on a observé des tempéraummens qui

ne peuvent le supporter sous aucune forme
ni administré d'aucune manière , sans être
exposés aux plus facheux accidens.

Je n'entrerai pas dans le détail des graves
suites que l'usage de ce métal peut avoir soit
pris à l'intérieur , soit employé au dehors , surtout entre les mains des empiriques et des gens
sans expérience. On sait assez qu'il occasionne
souvent la dissenterie et une salivation tellement considérable que parfois elle fait un ulcère de toute la bouche ; on n'ignore pas qu'il
produit l'ébranlement général de toutes les
dents , et même leur chute, qu'enfin il peut
jeter les malades dans un tel état de faiblesse ,
qu'ils ne s'en relèvent jamais et soient conduits
ainsi à la mort.

L'effrayant tableau que je pourrais tracer
ici des accidens désastreux qui peuvent être
produits par le Mercure serait, je pense, inutile. L'imagination de mes lecteurs y suppléera.
Je me bornerai à recommander, autant que
je puis le faire, aux personnes étrangères à
l'art de guérir , de ne point se traiter elles-
mêmes avec ce seul médicament ; car elles ne
le pourraient faire sans compromettre au plus
haut degré et leur santé et leur vie même.

TRAITEMENT PAR LES SUDORIFIQUES.

De tous les traitemens anti-vénériens employés jusqu'à présent, le plus sûr, le plus efficace, le plus sain, celui qui réussit surtout le mieux lorsque le virus est ancien, invétéré et qu'il a résisté à tous les autres remèdes, celui enfin qu'il possède l'avantage inapréciable de pouvoir être employé par les personnes même les plus étrangères à l'art de guérir, sans nulle crainte pour elles de compromettre leur santé ni de courir le risque d'aucun accident fâcheux, c'est sans contredit le traitement par les sudorifiques. Je ne cherche point ici à faire l'éloge de ces précieux antidotes de la Syphilis ; les heureux résultats, les cures presque miraculeuses qu'en obtiennent chaque jour les médecins et toutes les personnes qui en font usage dans toutes les parties du globle, me dispensent de m'étendre sur ce sujet et d'entreprendre un panégirique trop facile.

Le cadre de cet ouvrage est beaucoup trop resserré pour que j'entre dans de longs détails historiques sur les sudorifiques et sur leur usage. Ces détails d'ailleurs ne seraient qu'un simple objet de curiosité et ne pourraient être d'aucune utilité aux personnes pour lesquelles j'ai pris la plume. Il me suffira donc de dire briè-

vement que les sudorifiques étaient employés
contre la Syphilis par les indigènes de l'Amérique bien avant la découverte du nouveau
monde ; que ces peuples firent connaître ce
spécifique aux Espagnols ; que ceux-ci l'impor-
tèrent en Europe vers l'an 1508 ; qu'il ne se
composait d'abord que du *Gayac* seul , mais
que vingt ou trente ans après on reconnut les
mêmes propriétés, à un degré même supérieur,
dans la *Salsepareille* , puis dans la *Squine* ,
plus tard dans le *Sassafras* ; qu'alors ces quatre végétaux réunis partagèrent pendant long-
temps l'honneur de guérir la Syphilis ; qu'ensuite , ils perdirent leur réputation parce qu'on
les employait à trop petite dose; qu'ils finirent
par tomber en désuétude et qu'on en vint à
donner la préférence au Mercure , dans la fausse
persuasion où l'on était qu'il fallait une évacuation pour expulser le virus qu'on traita alors
par la salivation mercurielle, méthode cruelle qui
après avoir fait un nombre incalculable de
victimes, a porté la médecine à l'abandonner
entièrement pour se rapprocher de la méthode
ancienne , c'est-à-dire, de l'emploi des sudorifiques à haute dose. Telle est l'histoire très
abrégée de l'emploi de ces médicamens. Grace
au grand nombre de cures qu'on en obtient
chaque jour , ce spécifique a repris une faveur
justement méritée, faveur que pour le bien de

l'humanité, il est à regretter qu'il ait pu perdre un seul instant.

On n'attend pas de moi sans doute que j'é-
numère ici les nombreuses substances tant
exotiques qu'indigènes auxquelles on a cru de-
voir attribuer quelques vertus sudorifiques et
anti-vénériennes. Le but d'utilité que j'ai dû
me prescrire me force d'éviter toutes les longueurs et tout ce qui pourrait causer la moindre confusion. J'ajouterai seulement que parmi
les végétaux, ceux que l'expérience a démon-
trés posséder la vertu anti-syphilitique au plus
haut degré, ceux qui ont conservé une réputation que le temps n'a fait que fortifier, ceux
qui poursuivent, détruisent, anéantissent le
virus vénérin dans ses dernières retraites, dans
ses derniers retranchemens, quelque invétéré
qu'il soit et bien qu'il ait résisté à tous les autres traitemens, ce sont la *Salsepareille*, le
Gayac, la *Squine* et le *Sassafras*; Encore
ces deux derniers ayant été reconnus n'exer-
cer qu'une action secondaire, ne sont presque plus employés.

CONSIDÉRATIONS GÉNÉRALES

SUR L'ADMINISTRATION DES SUDORIFIQUES.

Je ne m'arrêterai point ici à décrire toutes les formes sous lesquelles les sudorifiques ont été administrés, ni les différentes préparations qu'on leur a fait subir ; ce serait vouloir accumuler d'inutiles longueurs. Je me contenterai de rapporter les formules les plus usitées de nos jours, celles que l'expérience de plusieurs siècles a démontrées comme les meilleures et les plus efficaces. Ces formules sont celles qui présentent les sudorifiques en *Décoction* et en *Sirop* ou *Rob*, ainsi que l'on est convenu de l'appeler depuis quelque temps ; mais que pour moi je nommerai *Rob Sudorifique anti-vénérien*. Chacune de ces préparations sera décrite en détail dans le formulaire qui termine ce volume, sous les nᵒˢ 32 et 33.

Il ne faut point que les malades perdent de vue que le régime est un auxiliaire très puissant et qu'il seconde très efficacement l'action des sudorifiques. On rapporte à ce sujet que les Indiens à qui nous devons la connaissance de ces précieux médicamens et qui, de temps

immémorial, les emploient contre la maladie
vénérienne, sont dans l'usage de faire observer à leurs malades la diète la plus sévère, au
point de les amaigrir et de les faire presque
mourir de faim, en leur interdisant parfois
toute espèce de nourriture pendant trois jours
de suite et en ne leur permettant pendant ce
temps que de fortes décoctions de Salsepareille.
Je conviendrai facilement que c'est pousser
l'abstinence un peu trop loin et qu'il ne serait
nullement raisonnable d'imiter rigoureusement
les prescriptions des Esculapes indiens. Cependant on ne peut disconvenir que la diète n'aide
puissamment aux bons effets des sudorifiques.
On a même observé que la Syphilis ainsi traitée, résiste plus chez les personnes riches que
chez les pauvres, parce que les premières se
nourrissent trop bien et parce qu'accoutumées
d'ailleurs à une table abondante, elles ne se
soumettent que difficilement à un régime sévère
auquel les pauvres se résignent avec plus de facilité. On a pareillement observé que plus la
température est élevée, mieux les sudorifiques
agissent et qu'en général la Syphilis se guérit
plus facilement dans les climats chauds que
dans les autres. On fera donc très bien, lorsque la saison sera froide, d'entretenir dans ses
appartemens une douce chaleur, et de se bien
couvrir surtout si l'on est obligé de sortir pour

ses affaires. Enfin, Il ne faut point oublier
que lorsqu'on se traite par les sudorifiques seuls,
il faut les employer à haute et forte dose, comme faisaient nos anciens, principalement dans
les symptômes consécutifs, et qu'il faut en
continuer l'usage, même long-temps après que
tout symptôme aura disparu.

MANIÈRE D'ADMINISTRER LES SUDORIFIQUES

DANS LES SYMPTÔMES PRIMITIFS DE LA SYPHILIS.

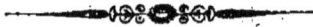

Dans la *Blennorrhagie* ou *Gonorrhée virulente*, on ne doit se servir du Rob que lorsque
l'irritation est entièrement calmée ou l'est à peu
près. Jusques là on n'emploiera que les moyens
indiqués pages 43 et suivantes pour combattre
l'inflammation. Lorsqu'on y sera parvenu, on
fera usage du Rob de la manière que voici :
Prenez le matin à jeun deux cuillerées à bouche de Rob fait d'après la formule n° 32. Vous
pourrez le prendre pur ou délayé, dans un verre
d'eau ou dans un verre de tisane de celles décrites aux n°s 1, 2, 3 et 4 du formulaire. Deux
heures après, vous déjeunerez légèrement. Le
soir, deux ou trois heures après votre dernier repas que vous aurez fait très sobrement,

vous prendrez comme le matin et de la même
manière deux cuillerées à bouche de Rob. Au
fur et à mesure que l'inflammation disparaîtra
plus complètement, on pourra augmenter la
dose du Rob et la porter graduellement jusqu'à trois et même à quatre cuillerées le matin et quatre cuillerées le soir. Il ne faut jamais
oublier de mettre au moins deux heures d'intervalle entre la prise du remède et le repas
qui la suit ou qui la précède.

On est dispensé de faire usage de la tisane
sudorifique dans le traiment de la Gonorrhée
virulente ; il suffit pendant sa durée de boire
abondamment une des tisanes n°s 1 , 2 , 3 et 4 ,
ou bien du Sirop de Gomme ou d'Orgeat étendu
dans de l'eau, dans la proportion d'une cuillerée à café de sirop par verre d'eau.

Quatre bouteilles de Rob suffisent d'ordinaire
pour le traitement de la Gonorrhée. Si , après
avoir consommé cette quantité , l'écoulement continuait , on pourrait l'arrêter sans
aucune crainte soit avec les bols balsamiques
n° 10 ou la potion balsamique de *Choppart*
n° 11 , soit avec l'injection n° 12 ou la dissolution astringente n° 16. Les femmes doivent
donner la préférence à ces deux dernières compositions ; les balsamiques conviennent mieux
aux hommes.

Dans la *Blennorrhée* ou *Gonorrhée bénigne*

décrite page 48, comme il n'y a point d'inflammation, on pourra prendre le Rob tout
de suite et de la manière que je viens d'indiquer; seulement on pourra tout d'abord élever
chaque dose jusqu'à trois et même quatre
cuillerées. Si la maladie est ancienne, on fera
bien de consommer cinq à six bouteilles de
Rob. Si après les avoir employées, il y avait
encore un reste d'écoulement, on l'arrêterait
hardiment soit avec les balsamiques, soit avec
les astringens. C'est surtout dans ce dernier cas
que les injections n° 12, et la dissolution n° 26,
conviennent aux femmes.

Dans les *Phimosis*, *Paraphimosis*, *Chancres*,
Bubons et dans les autres symptômes primitifs
de vérole, on se conduira, pour l'administration du Rob, de la même manière que pour le
traitement de la Gonorrhée virulente, que je
viens de décrire. Ainsi, l'on commencera par
employer tous les moyens convenables pour
calmer l'inflammation, moyens que j'ai détaillés
déjà en parlant de chacun de ces symptômes,
et ce ne sera qu'après y être parvenu qu'on
pourra employer le Rob qui, du reste, sera
pris à la même dose et de la même façon que
celle que j'ai indiquée il n'y a qu'un instant.

Le nombre de bouteilles de Rob qu'il est
nécessaire de prendre dans chacun de ces cas
ne saurait être ici déterminé d'une manière

certaine et positive ; la seule règle qu'il ne faut point perdre de vue, c'est qu'il est urgent d'en continuer l'usage jusqu'après l'entière disparution du mal et même quelque tems encore après qu'il est entièrement dissipé.

On peut dans tous les cas que je viens d'énumérer, se dispenser d'employer la tisane sudorifique, principalement tant qu'il y a la moindre apparence d'irritation. Le malade doit boire, comme pour la Gonorrhée, une des tisanes n° 1, 2, 3 ou 4 à son choix, ou bien encore du Sirop de Gomme ou d'Orgeat étendu d'eau. Mais si l'inflammation est tout-à-fait disparue et si les circonstances le lui permettent, il fera bien de remplacer toutes ces boissons par la tisane de Salsepareille et d'en boire à sa soif. (1)

Dans les cas de *Phimosis* et de *Paraphimosis* indolens, de *Pustules humides* primitives, de *Chancres* et de *Bubons* primitifs, où l'irritation est peu conséquente et presque nulle, on peut de suite se permettre l'usage du Rob et même de la tisane de Salsepareille déjà décrite. La dose du Rob peut même être aussitôt portée jusqu'à 6 et 8 cuillerées par jour.

(1) Prenez Salsepareille de Portugal, coupée à petits morceaux, une once. Faites bouillir à petit feu dans trois bouteilles d'eau jusqu'à réduction d'un tiers ou à la valeur de deux bouteilles.

MANIÈRE D'ADMINISTRER LE TRAITEMENT

SUDORIFIQUE

DANS LES SYMPTÔMES CONSÉCUTIFS DE LA SYPHILIS OU VÉROLE

CONSTITUTIONNELLE.

Lorsqu'on aura bien reconnu que la maladie dont on veut se débarrasser est un symptôme consécutif de vérole, une de ces affections que j'ai déjà décrites sous les diverses dénominations qui leur appartiennent; lorsqu'on aura acquis la certitude qu'il s'agit soit de *Chancres* ou de *Bubons consécutifs*, soit d'*Ulcères consécutifs* de l'intérieur de la bouche, du nez, du rectum, du vagin, soit de *Pustules consécutives*, de douleurs *Ostéocopes*, d'*Exostoses*, de *Périostoses*, etc., etc., et qu'on voudra employer le traitement par les sudorifiques, attendu que c'est le plus sain, le plus efficace dans les cas anciens et invétérés et celui qui convient le mieux à tous les tempérammens, il sera bien de s'y préparer et d'y disposer le corps de la manière suivante : On prendra pendant deux ou trois jours de la tisane n° 5, avec un ou deux bains si les circonstances ou les localités le permettent ; on se purgera ensuite avec

une petite médecine à son choix ou avec une
de celles décrites dans le formulaire sous les
n°s 15, 16, 17 ou 18; on occupera , autant que
possible des appartemens sains et secs ; si l'on
est dans l'hiver, on y entretiendra une température douce et une chaleur modérée ; si l'on
se trouve dans l'obligation de sortir, on se
tiendra bien couvert et l'on se garantira soigneusement du froid.

Le lendemain de la médecine , on commencera l'usage du Rob Sudorifique anti-vénérien (1)
de la manière suivante : Prenez le matin à
jeun quatre cuillerées à bouche d e Rob ; il faut
les avaler toutes les quatre à la fois ; on peut
les prendre froides en été , mais en hiver on
doit les faire légèrement dégourdir au bain marie.
Une heure après la prise du Rob, on boira trois
verres de la tisane de Salsepareille faite d'après
la formule n° 33. Ces trois verres seront pris
l'un après l'autre et de demi heure en demi
heure ou d'heure en heure. Ce ne sera que
deux heures après le dernier verre de tisane
qu'on pourra faire le premier repas. Ce repas
autant que possible , sera composé d'une ou
de deux petites cotelettes de mouton ou d'a-
gneau, ou d'un peu de bœuf ou de volaille ro-
tie , ou même d'un peu de poisson frit , grillé
ou bouilli, ou d'œufs à la coque, ou enfin de

(1) Voir pour la confection Rob le n° 32 du formulaire.

quelques fruits secs , tels que figues , prunes ,
raisins, amandes, etc., etc. On ne mangera
à chaque repas qu'une demi livre de pain bien
cuit et rassis et moins s'il est possible. (1) Le
soir deux ou trois heures après qu'on aura fait
son second et dernier repas qui devra être
semblable à celui du matin , on prendra de
nouveau quatre cuillerées à bouche de *Rob sudorifique anti-vénérien* qu'on avalera de suite.
Une heure après on boira un verre de tisane,
ce que l'on renouvellera trois fois, d'heure en
heure ou de demi heure en demi heure , comme
on aura fait le matin. Cette tisane pourra être
prise froide en été, mais dans la saison froide
il est indispensable de la faire chauffer ou du
moins légèrement tiédir. Le malade fera même
très bien, quelle que soit la saison, si ses occupations le lui permettent, de se faire donner
dans son lit, surtout le matin, son Rob et sa
tisane chaude ou du moins tiède et d'y rester
ensuite bien couvert , afin d'exciter la sueur.
La douce transpiration qu'il éprouvera lui sera
très salutaire. Si ses occupations ne lui permettent pas de demeurer au lit, et s'il a besoin
de sortir , il faut , je le répète qu'il se couvre
bien et se tienne chaudement.

(1) On ne doit manger durant le traitement qu'environ la
moitié de ce que l'on mange en temps ordinaire.

On fera avec le marc de la tisane n° 33 , une seconde tisane de la manière indiquée au n° 34. Cette nouvelle tisane servira pour boire dans le courant de la journée quand on aura soif et même dans les repas ; on pourra en mangeant y ajouter un peu de vin si le malade le trouve plus agréable.

La dose du Rob peut varier ; mais terme moyen , elle doit être de quatre cuillerées le matin et de quatre le soir. On peut cependant chez les personnes d'une forte constitution et dont les symptômes ont une certaine gravité , on peut, dis-je , la porter jusqu'à dix et même douze cuillerées par jour dont moitié le matin et l'autre moitié le soir. Chez les personnes dont le tempérament est faible et délicat , deux à trois cuillerées le matin et autant le soir doivent suffire.

Il faut toujours , avant de prendre le Rob , agiter la bouteille qui le contient afin que la liqueur soit bien homogène et possède autant de vertu à la fin qu'au commencement.

Les sudorifiques occasionnent assez ordinairement la constipation. Il faut donc , dans ce cas , tenir le ventre libre au moyen de lavemens composés soit avec de l'eau , soit avec une décoction de mauve. Si les lavemens ne suffisaient pas, il faudrait de loin en loin se purger avec une médecine à son choix ou avec une de celles décrites dans le formulaire, sous les nos 15 ou 16. Je crois avoir déjà dit que les jours de médecine, on doit s'abstenir de prendre le Rob. Si, comme cela arrive quelquefois, l'usage des sudorifiques produisait l'effet contraire, s'il lachait trop le ventre et si l'on allait à la garde - robe plus de trois à quatre fois par vingt-quatre heures, il faudrait diminuer la dose du Rob de moitié, jusqu'à ce que le nombre des selles eût repris son cours ordinaire.

On conçoit facilement que la quantité d'alimens et la rigidité du régime doivent toujours être subordonnées à la gravité de la maladie et à la force ou à la faiblesse du malade et que s'il y a des circonstances où l'on peut observer le régime rigoureusement, il en est d'autres où il faut s'en écarter ou le modifier. Ainsi lorsque l'état de faiblesse est tel qu'il ne permet pas l'usage des viandes roties, on doit y substituer des potages gras, au riz, aux vermicelles, etc., ou bien le salep, la fécule de pomme de terre, etc., etc.; si le malade est à un point de dépérissement qui ne lui permette pas de supporter ces derniers alimens, il est indispensable qu'il soit mis au régime lacté, c'est-à-dire, qu'on le soutienne avec du lait. Des personnes délicates et épuisées par une longue maladie ont souvent retiré un grand

avantage du mélange d'une moitié de lait dans
leur tisane , mélange qu'elles ont continué
jusqu'à ce que les forces leur fussent revenues
et même quelquefois pendant tout le traitement. On a constamment observé , dans les
circonstances que je viens d'indiquer, que ce
mélange avait produit les plus heureux effets.

Quelle que soit du reste la force et la vi-
gueur du malade , *les salaisons* , *les épices* ,
les ragoûts , *les boissons spiritueuses* et généralement tout les alimens échauffans doivent
être impitoyablement proscrits pendant tout
le cours du traitement ; les veilles prolongées,
les travaux de cabinet trop assidus , les passions tristes doivent être évités avec soin ; il
faut s'abstenir également des lectures volup-
tueuses et de tout ce qui peut fait naître des
idées érotiques, toutes choses qui contribuent
à augmenter l'intensité des symptômes ; enfin
l'on doit chercher à se distraire agréablement
par des occupations gaies et par un travail ma-
nuel modéré , si l'on peut toutefois y donner
son temps et y plier ses goûts.

Dans tous les symptômes consécutifs de vérole constitutionnelle, c'est ordinairement vers
le huitième ou vers le dixième jour du traitement que l'on commence à ressentir les bons
effets des sudorifiques. L'irritation diminue,
ainsi que les douleurs causées par les *Ulcères ,*

Pustules, Exostoses, etc., etc.; Tous les symptômes enfin s'améliorent et disparaissent graduellement. Au fur et à mesure que le malade se trouve mieux, il peut augmenter légèrement la quantité de ses alimens ; mais toujours avec la plus grande réserve ; car trop souvent l'expérience a démontré que le traitement avait échoué, parce que le régime n'avait pas été observé avec assez d'exactitude et de rigueur. Les médecins les plus éclairés de nos jours ne mettent pas le moins du monde en doute ainsi que je l'ai dit ailleurs, que la diète ne soit un auxiliaire indispensable au bon effet des sudorifiques. On aide encore puissamment au succès de ce spécifique, en combattant les symptômes locaux par les moyens que j'ai successivement indiqués pour chacun d'eux.

Il est impossible d'assurer un terme fixe à la durée du traitement. Elle est toujours subordonnée à l'ancienneté et à la gravité de la maladie; elle l'est encore aux influences de l'âge, du sexe, du tempéramment, du climat, etc., etc. Plus le virus est ancien, les accidens graves et nombreux, plus le traitement doit être prolongé. Du reste, dans tous les cas, il doit se continuer jusqu'à parfaite et entière guérison, et la prudence commande même de le poursuivre quelque temps encore après que tout symptôme aura disparu.

DU TRAITEMENT MIXTE.

Le traitement mixte est celui qui, composé du traitement par les sudorifiques et du traitement mercuriel, participe à peu près également de l'un et de l'autre. Lorsque le malade n'éprouve point trop de répugnance à l'employer, lorsque son estomac n'y est pas entièrement antipathique, ce traitement est très bon et dans bien des circonstances doit être préféré à tout autre. C'est ainsi qu'il convient surtout dans les affections récentes, dans les maladies nouvellement acquises que nous avons appelées du terme générique de symptômes primitifs, telles que la *Gonorrhée virulente*, le *Phimosis* et le *Paraphimosis inflammatoires*, les *Chancres, Bubons, Pustules primitifs*, etc.

Ce traitement a le triple avantage de faire disparaître plus promptement la maladie, d'être par conséquent le plus court et de n'exiger un régime ni aussi sévère ni aussi continu, enfin d'être le moins dispendieux. Ces graves considérations ont porté, depuis plus de 40 ans, le savant et modeste M. Cullerier, M. Lagneau et tous les praticiens dont le savoir rend l'autorité si respectable, à employer ce traitement,

presque exclusivement pour les cas ci-dessus
mentionnés, tant dans les hôpitaux commis à
leur direction que dans leur pratique particulière, et jamais il n'en est résulté le moindre
accident fâcheux ; car en de telles mains les
remèdes ont toujours été administrés avec la
plus grande sagesse et à des doses convenables
dont j'indiquerai tout à l'heure les limites ri-
goureuses. Il y a plus, la quantité de mercure
que le traitement mixte emploie est si petite,
si peu considérable, si bien manipulée et dé-
guisée, que pris tout seul l'effet du médicament
serait presque nul et n'aurait par conséquent
aucune possibilité de nuire. Cette quantité,
pourtant, si légère qu'elle soit ne laisse pas
que de produire les plus grands résultats lorsqu'elle s'unit aux sudorifiques, et que de seconder puissamment leur action curative.

Il y a plusieurs manières de faire usage du
Mercure dans le traitement mixte : mais la plus
sûre, la plus commode, la plus généralement
adoptée, c'est de le donner réduit sous la forme
du sel que les chimistes nomment *Deuto-Chlorure de Mercure* (sublimé corrosif) et de le
faire prendre à l'intérieur soit incorporé dans
des pilules dont on trouvera la recette au n°
35 du formulaire, soit mieux encore en dissolution dont la plus usitée est celle qu'on appelle *Liqueur de Van-Swieten*, du nom de

son auteur, liqueur dont on trouvera pareillement la composition au n° 31 du formulaire.

M. Boullay et plusieurs autres chimistes très distingués ont démontré que toutes les matières animales et végétales jouissaient de la propriété de décomposer ce sel et que par suite de cette décomposition, le *Deuto-Chlorure de Mercure* se trouvait converti en *Proto-Chlorure de Mercure* (Mercure doux). Ainsi pour éviter les effets de cette transformation qui change en entier le mode d'action de ce remède et le rend presque nul, il convient de le prendre simultanément avec les sudorifiques, afin que la décomposition, si elle doit avoir lieu, ne s'opère que dans l'estomac. On verra plus bas comment on parvient à prendre simultanément les deux remèdes.

Quoique le mercure soit inoffensif, pris en si petite quantité, il convient néanmoins pour plus grande précaution, de ne le point donner tout-à-coup et brusquement à la dose où l'on est dans l'intention de le porter, mais auparavant d'en étudier les effets. Il faut donc commencer par la plus petite quantité et ne l'augmenter que graduellement, lentement et avec prudence, afin d'accoutumer l'estomac à l'impression de ce remède qui, sans cette sage mesure, pourrait l'irriter trop fortement, si cet organe était surtout d'une grande délica-

tesse. Il faut bien se rappeler en même temps
que la plus forte dose à laquelle on doive porter ce sel mercuriel soit en *Pilules*, soit en
liqueur de Van-Swieten, ne doit jamais dépasser un demi grain par jour.

Il faut également remarquer que l'emploi de
ce sel fait quelquefois disparaître promptement
et comme par enchantement les symptômes
vénériens qu'on est dans l'intention de combattre. Cependant ce serait une grande impru-
dence de se laisser tromper par cette brusque
disparution ; loin de là, au lieu de se relâcher,
il sera convenable de continuer le traitement
pendant 10 et même pendant 15 jours après que
les symptômes se seront dissipés.

Si après le traitement, le malade se sentait
l'estomac embarrassé, la langue chargée, pâteuse, la bouche mauvaise, s'il n'avait point
d'appétit, il faudrait qu'il se purgeat. Dans le
cas contraire, le traitement serait terminé.

MANIÈRE D'ADMINISTRER

LE TRAITEMENT MIXTE.

J'ai dit déjà que la manière la plus ordinaire d'administrer le *Deuto-Chlorure de Mercure*, c'était de l'employer sous la forme de

pilules qu'on nomme *Pilules anti-Syphilitiques* dont la recette se trouve dans le formulaire au n° 35, ou mieux encore de le prendre en dissolution connue sous le nom de liqueur de *Van-Swieten* dont la recette se trouve également au formulaire n° 31. (1) J'ajouterai que, dans les cas de Blennorrhagie, de Phimosis et de Paraphimosis enflammés, de Pustules, de Chancres et généralement de symptômes primitifs où il y a de l'irritation, si l'on se décide à employer le traitement mixte et si l'on donne la préférence aux *Pilules anti-Syphilitiques*, voici de quelle façon on devra en faire usage, en observant toujours que ces remèdes doivent être pris de la manière, aux heures et avec les précautions indiquées pour le traitement par les sudorifiques seuls, et qu'il faut seulement diminuer de moitié chaque dose de Rob : les deux cuillerées prescrites pour chaque prise de ce médicament seront réduites à une seule ; l'autre cuillerée sera remplacée par une pilule que l'on prendra en même temps que le Rob. De cette façon le traitement mixte se composera d'une cuillerée de Rob avec une pilule, pour le matin, et d'une autre cuillerée de Rob avec

(1) On a plusieurs formules de la liqueur de *Van-Swieten*. J'ai dû donner la préférence à celle-ci, par la raison que le Sel mercuriel s'y trouvant beaucoup plus étendu que dans les autres, on peut l'administrer facilement à très petites doses.

une autre pilule, pour le soir. Si le malade est d'un tempérament robuste, on pourra graduellement augmenter le nombre des pilules et le porter jusqu'à deux le matin et deux le soir ; mais on ne dépassera jamais cette dose, vu que chacune de ces pilules contenant un huitième de grain de Sel mercuriel, les quatre ensemble forment un demi grain, quantité qui, je le répète, dans aucun cas ne doit être dépassée.

Si les Pilules étaient trop sèches, ce qui les rend parfois très dures et difficiles à digérer, on ferait bien de les écraser, de les mettre ensuite dans la cuillerée de Rob et d'avaler le tout. Par ce moyen elles se dissolvent plus aisément dans l'estomac.

Si, pour les mêmes cas de symptômes primitifs, on préfère la liqueur de *Van-Swieten* aux pilules *anti-Syphilitiques*, rien ne doit être changé quant aux prescriptions précédentes : ainsi la dose de Rob que l'on prendrait si l'on se traitait par les sudorifiques sera réduite de moitié ; l'autre moitié sera remplacée par une cuillerée de la liqueur de *Van-Swieten*. Le traitement mixte se composera alors d'une cuillerée de Rob et d'une cuillerée de liqueur, aussi bien le soir que le matin. Je n'ai pas besoin d'ajouter que le régime, les précautions, les intervalles avant et après les repas doivent

14

toujours être observés avec le plus grand soin.

La quantité de Sel mercuriel que renferme une cuillerée de liqueur de *Van-Swieten* étant à peu près la même que celle contenue dans une *Pilule anti-Syphilitique*, tout ce que j'ai dit relativement à celles-ci et à la quantité à laquelle on peut les porter par degrés, s'applique naturellement à la liqueur. Il est donc inutile de le répéter. On se souviendra seulement qu'il ne faut jamais en prendre au delà de deux cuillerées le matin et de deux le soir.

Lorsqu'on fait usage de la liqueur de *Van-Swieten* pour le traitement mixte, il est instant de la mélanger avec le Rob. Ce mélange ne doit s'opérer qu'au moment où les remèdes vont être employés afin d'éviter la décomposition dont j'ai parlé page 206. On mettra donc dans un verre la quantité de Rob déterminée ainsi que de la Tisane, si on le juge convenable; on mêlera le tout et on l'avalera sur le champ. Si la décomposition doit se faire, elle n'aura lieu que dans l'estomac.

Tel est le traitement mixte que l'on doit employer dans tous les cas de vérole que j'ai indiqués au commencement de cet article.

Quant au traitement mixte convenable aux symptômes consécutifs, il ne diffère du précédent que par la quantité de Rob dont on y fait usage. Ainsi, pour la Syphilis constitution-

nelle, cette quantité sera absolument la même
que celle employée dans le traitement par les
sudorifiques seuls. On ajoutera seulement à
chaque prise soit une pilule, soit une cuillerée
de liqueur, au choix du malade. La pilule sera
écrasée et prise dans la première cuillerée de
Rob; la liqueur sera mélangée dans un verre
avec la dose de Rob voulue, et avalée aussitôt.
Ces quantités de pilules ou de liqueur ne devront jamais être augmentées durant tout le
cours du traitement; elles resteront les mêmes
jusqu'à la fin. Rien du reste ne doit être changé
ni dans le régime, ni dans la quantité et l'u-
sage de la tisane de Salsepareille.

On voit par ce qui précède que le traitement mixte, applicable aux symptômes consécutifs, n'est autre que le traitement par les
sudorifiques augmenté d'une pilule ou d'une
cuillerée de liqueur le matin et d'autant le
soir; cependant cette faible quantité de mercure (un quart de grain par jour) qui seule
serait sans nul effet ne laisse pas, unie aux
sudorifiques, que de produire de bons résultats
et d'accélérer beaucoup la disparution d'une
classe de symptômes dont la guérison n'est
que trop souvent d'une désespérante lenteur.

TRAITEMENT DE LA SYPHILIS

Il est une erreur très grave qui s'est fort long-temps soutenue en médecine et qui aujourd'hui même compte encore quelques vieux partisans : c'est de supposer qu'une femme enceinte , atteinte par la Syphilis , ne doit point subir de traitement anti-vénérien avant sa délivrance, dans la crainte que ce traitement ne nuise à la viabilité future de l'enfant qu'elle porte dans son sein ou ne provoque un avortement. Ce préjugé qui a regné si long-temps, n'a commencé à se dissiper que vers l'année 1650 où l'on admit pour la première fois dans les hôpitaux de Paris , des femmes enceintes , affligées de vérole , pour les traiter de cette maladie avant leur accouchement.

Ce préjugé, il faut le dire, avait de bien facheuses conséquences ; il compromettait d'abord la santé de la mère, vu qu'en retardant le traitement, l'on donnait à la maladie le temps de faire des progrès qui pouvaient être suivis de grands désordres et rendre les symptômes plus opiniâtres et plus rebelles aux traitemens ; en second lieu l'expérience de plusieurs siècles a démontré que les enfans qui se développaient dans le sein d'une mère vérolée arrivaient rarement à terme, ou que lorsqu'ils voyaient le jour, ils dépassaient rarement l'époque de la première dentition, comme je l'ai déjà dit plus haut, ou enfin que s'il en était quelques-uns qui dépassassent cette époque, ils ne jouissaient que d'une santé faible et chancelante, malgré tous les soins possibles et tous les traitemens qu'on pouvait leur administrer.

Ces graves considérations ont porté *Rosen*, *Plenck*, *Swediaur*, *Vacca*, *Bertin*, *Lagneau* et autres médecins du plus grand mérite à entreprendre le traitement des femmes enceintes, à toutes les époques de la grossesse, en prenant toutefois les précautions que je vais successivement indiquer.

Si la malade est faible, d'un tempérament délicat et qu'elle ait déjà fait des enfans, on lui donnera des alimens restaurans et un peu de bon vin ; on lui recommandera de faire de l'exercice et de respirer un bon air ; on lui prescrira l'usage de quelques toniques tels que le Quinquina, l'absinthe, la Rhubarbe ou d'autres amers ; on lui défendra l'usage des bains et de tout ce qui pourrait l'affaiblir.

Si au contraire la femme que l'on traite est
jeune, robuste, enceinte pour la première
fois, d'un tempérament sanguin ; si elle
éprouve des maux de tête, des vertiges, des
douleurs dans les reins, de l'engourdissement
dans les membres et d'autres symptômes qui
indiquent clairement qu'elle a une trop grande
quantité de sang et que ce fluide la fatigue, on
doit suivre une marche contraire à celle indiquée dans le paragraphe précédent ; on pratiquera selon les circonstances une saignée plus
ou moins abondante ; on fera boire largement
de la tisane, n° 5, ou mieux de la limonade,
de l'orangeade légère ou encore du sirop de
groseille, de limon ou de vinaigre étendu dans
de l'eau ; on pourra, si le cas l'exige, lui prescrire trois ou quatre bains au plus ; enfin si cela
paraît nécessaire, on la purgera avec une petite médecine douce, telle que celle des n°ˢ 15
et 16 du formulaire.

Lorsque la malade sera ainsi préparée ou,
ce qui vaut infiniment mieux, si elle est dans
un état qui n'exige aucune sorte de préparation ;
si elle n'est ni trop faible, ni trop forte, si elle
jouit d'une santé ordinaire, on pourra commencer les remèdes sur le champ et administrer le
traitement général dans le même ordre et de
la même manière que si elle n'était pas
enceinte. Toute la différence qu'on devra

y apporter , ce sera de donner la dose un peu moindre et d'apporter également un peu moins de sévérité dans le régime. Ainsi lorsqu'on traitera par les sudorifiques seuls , la quantité de Rob sera les deux tiers de la dose ordinaire.

L'état de grossesse ne doit point empêcher les femmes de faire usage du traitement mixte. Elles le supportent très bien et il leur est même plus avantageux, en ce sens qu'il agit plus promptement et qu'il n'exige pas une bien grande rigidité dans le régime. Il faut seulement avoir l'attention de ne donner soit les pilules anti-Syphilitiques n° 35 , soit la liqueur de Van-Swieten n° 31 qu'à demi dose , afin que la malade ne prenne au total que la valeur d'un quart de grain de sel mercuriel par jour.

En suivant l'un ou l'autre de ces traitemens , on a l'immense et inappréciable avantage de guérir radicalement et la mère et l'enfant, et d'épargner à tous deux des dangers presque inévitables et que tout le monde est à même d'apprécier.

Si cependant la femme était voisine du terme de sa grossesse , comme par exemple dans le neuvième mois , il conviendrait d'attendre qu'elle fût délivrée et parfaitement remise. Quinze ou vingt jours de repos après l'accouchement suffisent pour cela ; ce temps écoulé, on peut entreprendre le traitement. Dans l'espace de temps plus ou moins long pendant lequel on est obligé de temporiser, on pourra afin d'empêcher les progrès de la maladie, on pourra, dis-je, faire prendre comme palliatif, chaque matin à jeun, une cuillerée à bouche de liqueur de Van-Swieten n° 31, mélangée dans les trois quarts d'un verre de lait qu'on sucrera à volonté. On devra, ainsi que je l'ai déjà dit plusieurs fois, avaler la potion aussitôt que le mélange sera fait, afin d'éviter la décomposition. (1)

S'il existait des symptômes locaux, tels que Bubons, Chancres, Pustules, Excroissances, etc.; il serait urgent d'en tenter la guérison par tous les moyens possibles, avant l'accouchement; pour cela on se conduira de la manière déjà indiquée pour chacune de ces affections.

(1) On pourra également prendre la liqueur de Van-Swieten dans le Looch gommeux suivant au lieu de la prendre dans du lait.

Prenez : Gomme arabique. . . . . un gros.
       Eau bouillante . . . . . . cinq onces.
      Sirop de miel, de
        Guimauve ou de
        Capillaire. . . . . . . deux onces.

  Mêlez.

DE LA SYPHILIS CHEZ LES ENFANS,

ET DE LA MANIÈRE DE LA TRAITER.

Je ne chercherai point à traiter , encore moins à résoudre la grande question qui depuis long-temps divise les savans , savoir : si le virus vénérien est héréditaire , ou ne l'est pas ; si les enfans peuvent le recevoir de leurs parens soit à l'instant de la conception, soit pendant la grossesse ou s'ils ne contractent la maladie qu'au moment de leur passage à travers les parties génitales externes de leur mère, qui sont le siège ordinaire des maladies syphilitiques. Sans vouloir entrer dans la polémique ouverte à ce sujet, je dirai seulement que lorsque l'on connaît les rapports intimes qui existent entre la mère et l'enfant dans l'intérieur de la matrice, il est bien difficile de révoquer en doute la possibilité de cette transmission qui d'ailleurs me paraît clairement démontrée par l'expérience.

L'opinion la plus rationnelle et la plus accréditée, c'est que les enfans peuvent contracter la Syphilis de l'une et de l'autre manière, c'est-à-dire , dans le sein de leur mère quand celle-ci est depuis long-temps infectée, aussi bien que pendant un accouchement laborieux, en passant avec lenteur sur les Ulcères, les Pustules humides ou en se trouvant en contact avec la matière des écoulemens qui infectent les parties génitales.

Les enfans peuvent encore être atteints de la Syphilis, soit en prenant le sein d'une femme vérolée, soit par des baisers, soit par l'usage de verres, de cuillères et d'autres ustensiles qui ont servi déjà à des personnes infectées et qu'on n'a pas eu le soin de nettoyer convenablement.

Lorsqu'on aura malheureusement négligé d'étouffer dans sa source cette cruelle maladie, surtout chez les enfans, en ne traitant pas la femme enceinte comme je l'ai conseillé plus haut et lorsque l'enfant naitra avec la vérole, il est indispensable d'employer de suite le traitement convenable et de faire aussitôt tout ce qu'il est possible, pour en obtenir la guérison.

Il ne faut pas se dissimuler que dans ces cas, le pronostic qu'il est possible de porter, s'il n'est pas le plus souvent défavorable, est au moins très douteux. On le concevra de reste en se rappelant que la Syphilis qui déjà est par elle-même une maladie excessivement grave pour des êtres faibles et à peine ébauchés, peut se compliquer encore d'une foule d'accidens qui à cet âge sont infiniment dangereux, tels que la dentition, les vers, la variole, etc., etc.

L'expérience a encore démontré que l'enfant qui nait d'une mère qui a négligé de se faire traiter dans sa grossesse, a moins de chances de viabilité en sa faveur que celui qui a gagné l'infection pendant l'accouchement ou de toute autre manière et que s'il vit, ce ne sera le plus souvent, comme je l'ai dit plus haut, que pour trainer une existence misérable et pleine d'infirmités.

Les enfans comme les adultes peuvent être affligés de divers symptômes que je vais passer successivement en revue.

1° *L'Ophthalmie vénérienne.* Cette maladie est assez commune chez les nouveaux nés ; c'est quelquefois un symptôme grave qui entraine la perte de l'organe affecté, tandis que d'autrefois ce n'est qu'un accident benin et assez léger. Dans le premier cas l'écoulement est abondant, de couleur jaune-verdâtre comme du pus; dans le second, l'écoulement est muqueux, clair ou blanchâtre, peu abondant et n'a aucune apparence de malignité.

Ce symptôme qui se manifeste ordinairement du quatrième au dixième jour après la naissance, n'exige d'autre traitement local que la plus minutieuse propreté; on fera dégoutter fréquemment entre les paupières afin de les bien nettoyer et d'entrainer la matière qui s'y accumule, soit du lait de la nourrice, soit de l'eau de guimauve ; on pourra même pratiquer des injections avec l'une des décoctions n⁰ˢ 19, 20 ou 21 ; mais il faudra y procéder avec beaucoup de précaution et de ménagement, afin de ne pas blesser le globe de l'œil ; on dirigera le jet obliquement, entre les deux paupières, afin d'entrainer la suppuration sans occasionner d'ébranlement ni de secousse. On a souvent obtenu de bons effets d'une sangsue appliquée sur la paupière.

Le traitement général est du reste le moyen sur lequel on doit le plus compter pour l'entière disparution des symptômes. On ferait bien, si l'on voyait que l'ophtalmie prit un caractère de virulence et de gravité qui put entrainer la perte de la vue, d'appeler un médecin pour diriger le traitement.

2° *Les Pustules vénériennes* ne sont pas rares chez les enfans ; elles ressemblent exactement à celles décrites sous le nom de *Pustules muqueuses*, pages 133 et suivantes. Il y en a cependant qui sont plus ou moins saillantes, coniques ou arrondies ; mais le plus souvent elles sont plates. On range encore dans la classe des pustules, certaines taches cuivreuses de différentes formes et très peu élevées. Ces diverses

pustules se manifestent pour l'ordinaire du quatrième au quinzième jour après la naissance.
Il leur arrive parfois cependant de ne paraître
qu'un ou deux mois après. Elles sont toujours
le signe d'une infection de longue date.

Le traitement local consiste, lorsqu'il y a
inflammation, dans l'application de compresses
fines, imbibées de la décoction n° 19 ou 20 et
dans l'usage des bains. Lorsque l'irritation est
appaisée on peut y faire de légères onctions avec
une petite quantité de cérat mercuriel n° 7.
Tout cela n'empèche pas que, comme pour tous
les autres cas, on ne doive compter beaucoup
plus sur le traitement général que sur toute
autre pratique.

3° *Les Chancres* sont le symptôme qui affecte
le plus ordinairement les enfans. Ils se manifestent communément aux environs de l'anus,
aux parties génitales, à la bouche, aux lèvres ;
on en rencontre quelquefois à l'ombilic , aux
talons et même dans les intervalles des doigts
et des orteils ; ils n'apparaissent guères que huit
jours après la naissance ; ces ulcères d'abord
petits et bleuâtres s'élargissent bientôt et laissent suinter une suppuration désagréable et fé-
tide ; s'ils étaient négligés , ils prendraient
bientôt un caractère fort grave et pourraient
avoir des résultats funestes pour les petits malades.

S'il y a inflammation , le traitement local doit consister dans l'application des émolliens tels que des compresses trempées dans une des décoctions n°s 19, 20 ou 21 ou tels que les cataplasmes n°s 22 ou 23 ; lorsque l'irritation est appaisée on doit panser avec le cérat mercuriel n° 7. Le traitement général doit faire le reste.

4° Les *Bubons* surviennent parfois aux nouveaux nés ; ils se placent de préférence autour du cou et aux aisselles , plus rarement aux aines. On se conduira pour le traitement local des Bubons chez les enfans comme il a été dit pour les adultes , pages 89 et suivantes , c'est-à-dire, que si les tumeurs ont quelque disposition à suppurer , il faudra favoriser cette suppuration par l'application des cataplasmes émolliens n° 22 ; si au contraire , elles tendent à la résolution , on y aidera par l'application des résolutifs déjà indiqués pour les grandes personnes , en ayant toutefois égard aux précautions que réclame la différence des âges. On remettra le soin de l'entière guérison au traitement général.

5° Des *Exostoses* et des *Périostoses* ont été observées quelquefois chez des nouveaux-nés. Si ces jeunes malades résistent à l'invasion du mal et au traitement général , les symptômes disparaîtront promptement. Le traitement local consiste quand leurs forces le permettent, à leur faire prendre quelques bains entiers. Si

la tumeur est rouge, enflammée et très douloureuse, on y appliquera deux ou tois sangsues et le cataplasme n° 23 ; lorsque l'irritation
est appaisée on pratique quelques légères onctions avec un peu d'onguent napolitain ou tout
au moins avec le cérat mercuriel n° 7.

6° Des *Excroissances* ou *Végétations* vénériennes se montrent aussi, quoique bien rarement chez les enfans nouveaux nés ; elles offrent les mêmes formes que celles que j'ai décrites chez les adultes, pages 155 et suivantes.
Le traitement général est toujours le moyen
le plus sûr et le plus rapide pour les faire disparaître.; mais si elles offraient de la persis-
tance, il faudrait se conduire de la manière
indiquée à l'article que je viens de citer, en
ayant toujours égard autant qu'il est nécessaire à l'âge et à la délicatesse des malades.

TRAITEMENT DES ENFANS.

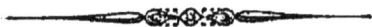

Dès la plus haute antiquité les médecins et
Hippocrate lui-même avaient reconnu et posé
en principe qu'on doit traiter les enfans dans

plusieurs maladies, par le lait de leur nourrice.
(1) On a de la peine à concevoir comment il
s'est fait, malgré de si grandes autorités et le
précepte si sage du père de la médecine, que
la presque généralité des praticiens à quelques
exceptions près, se soient abstenus pendant
plusieurs siècles de suivre cette règle si sage ,
et que ce ne soit que vers l'année 1780 qu'on
ait commencé à ouvrir les yeux et à faire des
expériences qui eurent lieu à *Vaugirard* sur
un grand nombre de femmes vérolées. Ces expériences furent presque toutes couronnées
d'un plein succès. C'est depuis cette époque que
ce genre de traitement a été adopté comme le
plus doux et le plus facile à administrer aux
enfans malades. Seulement pour le rendre plus
prompt, on y aide quelquefois par des remèdes
qu'on fait prendre aux enfans à très petites
doses.

Ainsi lorsque l'on veut traiter un enfant à
la mammelle atteint de la Syphilis , il faut en
même-temps traiter sa nourrice. (2) On ne doit

---

(1) *Lactatium cura posita est tota in medicatione nutricum.*
(Hippocrate.)

(2) Si les mammelons de la nourrice sont ulcérés, s'il y a
quelques obstacles à communiquer les effets du mercure à l'enfant par la nourrice ou s'il est déjà sevré, SWEDIAUR conseille de
se servir d'une *chèvre* ou d'une *ânesse*, de raser une partie du
corps de l'animal, d'y appliquer les frictions mercurielles comme

commencer les remèdes que quinze jours après l'accouchement pour laisser passer la fièvre du lait et pour donner le temps que tout rentre dans l'ordre. Ce terme expiré, on préparera la malade suivant l'état de ses forces physiques, c'est-à-dire, que si elle est faible on lui administrera pendant quelques jours des toniques, comme par exemple un peu de Quinquina, d'Absinthe, de Rhubarbe ou d'autres amers avec des alimens restaurans et un peu de bon vin ; si au contraire la malade est jeune et robuste, elle prendra pendant le même espace de temps, de la tisane nº 4 et même quelques bains ; si elle avait l'estomac embarrassé, la bouche pâteuse, etc., on la purgerait avec la médecine nº 15 ou 16.

Lorsque la malade sera ainsi préparée ou, ce qui vaut mieux encore, si elle se trouve dans un état de santé tel que tous ces préliminaires soient inutiles, on pourra procéder aussitôt au traitement. Celui de tous qui sans contredit convient le mieux à la femme et à l'enfant, c'est le *traitement mixte* ; car tous deux le supportent très bien, il est le plus prompt, il n'exige pas un régime aussi sévère que les autres et par conséquent le lait est plus

on les appliquerait à un homme et administrer à l'enfant syphilitique le lait de l'animal ainsi traité.

(Voyez l'auteur cité, tome 2.)

15

abondant et les malades sont moins fatigués.

Quel que soit du reste le traitement qu'on aura adopté, je me contenterai de dire, pour éviter des répétitions inutiles, que la nourrice doit suivre exactement le régime prescrit en pareille circonstance et prendre les remèdes de la manière et aux doses indiquées plus haut, page 212 et suivantes pour le traitement des femmes enceintes.

On peut aider puissamment à la guérison des enfans à la mammelle en leur faisant prendre une très petite quantité de liqueur de Van-Swieten qu'on aura composée ainsi, afin que le sel mercuriel soit plus étendu.

Deuto-Chlorure de Mercure, un grain.

Faites dissoudre dans quatre onces d'eau distillée.

On fait prendre à l'enfant une demi cuillerée à café de cette liqueur le matin et autant le soir, ce qui fait environ un vingt-quatrième de grain de Sel mercuriel par jour; pour donner ce remède au malade, on le délaye dans une petite quantité de Looch gommeux dont la recette est à la note de la page 216. On continuera à lui administrer ce supplément de traitement pendant 30 ou 40 jours, si rien ne s'y oppose. On le suspendrait un jour ou deux, si la sortie de quelque dent occasionnait la fièvre, pour le reprendre immédiatement après. On pourra encore lui donner dans le cours de la journée, deux ou trois cuillerées de Rob.

L'enfant devra être tenu dans un grand état de propreté; on lui administrera quelque bains; on le couvrira chaudement et on lui fera respirer un air pur ; on aura soin pareillement de lui tenir le ventre libre en lui faisant prendre de temps en temps , soit de l'eau miellée, soit du Sirop de Chicorée.

Ce traitement doit être continué jusqu'à parfaite guérison, ce qui a lieu 15 ou 20 jours après que tous les symptômes ont disparu. On continue ensuite l'allaitement comme si l'enfant n'avait jamais été malade.

Lorsque l'enfant atteint de la maladie syphilitique sera déjà sevré et qu'il ne pourra plus par conséquent être traité par le lait de sa nourrice , il faudra donner également la préférence au *traitement mixte* et lui administrer la liqueur de Van-Swieten dont je viens de donner la composition ci-dessus , page 226. On peut donner ce remède sans crainte , attendu que les enfans supportent très bien cette préparation mercurielle , ainsi que la quantité de Rob qu'on y associe. On aura soin seulement de le faire prendre mélangé dans une petite quantité de looch gommeux et d'en mesurer

la dose dans les proportions suivantes : à l'enfant d'un à trois ans, il faut une cuillerée à
café de liqueur de Van-Swieten le matin et
autant le soir, ce qui fait environ un douzième
de grain de Sel mercuriel par jour, à quoi l'on
ajoute deux à trois onces de Rob. A celui de
3 à 5 ans, l'on donnera deux cuillerées le
matin et une le soir, ce qui fait environ un
huitième de grain de Sel mercuriel par 24
heures, environ le quart de la dose convenable
à un adulte.

On doit graduellement augmenter la dose,
à mesure que l'âge du malade se rapproche de
celui de puberté. Elle pourra s'élever en dernier lieu jusqu'à la valeur d'un quart de grain
de Sel mercuriel par jour ; la dose de Rob
pourra de même être augmentée et portée
jusqu'à 3 ou 4 onces dans les vingt-quatre
heures.

Deux mois de traitement régulier sont ordinairement suffisans pour obtenir une pleine guérison ; cependant il ne faut pas se dissimuler
qu'on éprouve souvent de bien grandes difficultés à cause de la faiblesse où se trouvent
quelquefois les jeunes malades ; elle est cause
que l'on est parfois obligé de leur administrer
quelques fortifians dont ils ont souvent un fort
grand besoin ; ces fortifians consistent en un
peu de bon vin, quelques alimens restaurans,

du Sirop anti-Scorbutique ou de Quinquina ,
etc. , etc.

Si les enfans étaient attaqués de symptômes extérieurs il faudrait les traiter comme
il a été dit précédemment.

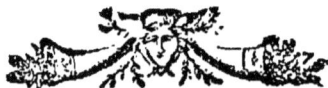

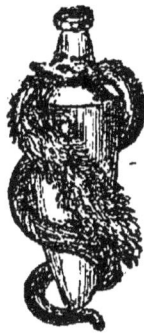

FORMULAIRE.

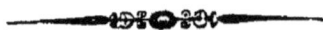

N° 1. *Tisane de Mauve ou de Guimauve.*

Prenez Feuilles et fleurs de Mauve ou de Guimauve
    fraîche . . . . une poignée.
    Bois de Réglisse effilé . . deux gros.
Faites bouillir dans deux litres d'eau commune
pendant demi heure.

Ou bien

Prenez trois poignées de feuilles de Mauve fraîche,
    lavez et mettez dans un vase, versez dessus
    deux litres d'eau bouillante, laissez infuser et
    refroidir.

Vous pouvez l'adoucir pour la rendre plus
agréable, avec du sucre ou avec tel sirop qu'il
vous plaira.

N° 2. *Tisane d'Orge et de Graine de Lin.*

Prenez Orge mondé ou perlé . . . deux onces.
    Graine de Lin . . . . une once.
    Bois de Réglisse effilé . . . deux ou trois gros.
Faites bouillir pendant une heure, dans trois litres d'eau commune. On pourra renfermer la graine
de Lin dans un nouet de linge, afin que la tisane soit
moins gluante et moins désagréable à boire.

Nota, L'une et l'autre de ces tisanes conviennent dans les Gonorrhées virulentes cordées et les Chancres primitifs, lorsqu'ils sont irrités et enflammés. On pourra ajouter à ces tisanes, lorsque les douleurs seront violentes et intolérables, afin de les calmer, depuis douze jusqu'à vingt-quatre gouttes de *Vin d'Opium*, par litre de tisane.

N° 3. *Tisane en poudre.*

Prenez Gomme arabique en poudre. . demi once.

      Sucre en poudre . . . . d'une à 2 onces.

      Sel de nitre . . . . dix grains.

Faites dissoudre le tout dans un litre ou une carafe d'eau commune, buvez-en un ou deux litres par jour.

Pour ne pas être assujeti à peser à chaque instant, on pourra la composer en plus grande quantité, comme par exemple :

      Gomme arabique en poudre. . .. quatre onces.

      Sucre en poudre . . . . une livre.

      Sel de nitre . . . . un gros.

Mêlez. Faites huit paquets égaux.

Chacun de ces paquets contiendra la quantité ci-dessus et suffira pour une carafe d'eau

N° 4. *Tisane d'Orge et de Chiendent.*

Prenez Orge perlé ou mondé. . . . . deux **onces.**
Chiendent coupé à petits morceaux. demi **once.**
Bois de Réglisse effilé. . . . . deux **gros.**

Faites bouillir pendant une heure dans trois **litres** d'eau commune.

Cette tisane convient particulièrement lorsque l'inflammation et la douleur, soit dans la Gonorrhée, soit dans les Chancres, commencent à s'appaiser. On pourra y ajouter de 10 à 15 grains de Sel de Nitre par litre de tisane, **afin** de la rendre plus diurétique. (1)

N° 5. *Tisane d'Orge et de Chicorée amère.*

Prenez Orge mondé . . . . deux onces.

Faites bouillir pendant une heure dans **deux** litres d'eau commune; ajoutez avant de l'ôter du **feu** quelques feuilles de Chicorée amère; retirez-la **du** feu après avoir fait donner un bouillon.

N° 6. *Cérat opiacé, du docteur Lagneau.*

Prenez Cérat simple. . . . . deux onces.
Opium brut. . . . . de 15 à 24 grains.
Jaune d'œuf . . . . un.

Delayez l'Opium dans le Jaune d'œuf, puis **mêlez** le tout avec le Cérat; ajoutez à ce mélange un gros de Camphre.

(1) Diurétique, qui fait uriner.

On emploie ce Cérat dans les pansemens des Rhagades, des Ulcères et des Chancres très douloureux.

No 7. *Cérat Mercuriel.*

Prenez Onguent napolitain . . . . . . une once.
　　Cérat de Gallien . . . . deux onces.
　　Mélez.

Ce mélange convient pour le pansement des Chancres, des Rhagades et des Ulcères vénériens. On l'étend sur un peu de Charpie et on renouvelle le pansement deux ou trois fois par jour. On observera de ténir la partie bien propre ; on la lavera à chaque pansement avec de l'eau tiède ou avec de la décoction no 19 ou 20, s'il y a inflammation.

Nota. Je crois convenable de faire remarquer que la petite quantité de Mercure contenue dans ce mélange ne peut nuire en aucune manière même au tempérament le plus faible et le plus délicat, et que néanmoins l'application qu'on en fait sur les Ulcères produit toujours un bon effet.

No 8. *Onguent avec le Précipité rouge.*

Prenez Onguent Napolitain. . . . . demi once.
　　Idem Basilicum . . . . 　id.
　　Oxide rouge de Mercure. . . . . un gros.
　　Mélez.

On fait usage de ce mélange pour le pansement des Chancres et des Ulcères stationnaires
ou indolens.

N° 9. *Pilules calmantes.*

Prenez Extrait aqueux d'opium . . . . six grains.
       Camphre. . . . . douze grains.
       Mêlez. Faites six Pilules.

On fait usage de ces pilules dans la Gonorrhée virulente cordée et dans tous les autres
symptômes vénériens, pour calmer la douleur
quand elle est trop vive.

On prend une de ces pilules le soir pour re-
poser; on pourra augmenter la dose et la porter
jusques à deux selon le besoin.

N° 10. *Bols Balsamiques astringens.*

Prenez Baume de Copahu. . . . . deux onces.
      ~~Sulfate de~~ Magnésie. . . . suffisante quantité
pour composer une masse et faire des Bols.

Ces Bols conviennent à la fin du traitement
de la Gonorrhé, lorsque l'écoulement persiste
et qu'il n'a plus rien de virulent.

Prenez, le matin à jeun, deux gros de ces
Bols, un gros à midi et un gros le soir, en
observant qu'il y ait au moins une heure d'in-
tervale avant ou après les repas. Pour les ava-

ler plus facilement on pourra les accompagner d'un verre d'eau ou de limonade.

On continuera l'usage de ces Bols, huit et même dix jours après que l'écoulement se sera arrêté, afin de donner le temps au canal de l'urètre de reprendre son état naturel. Lorsqu'il y aura deux ou trois jours que l'écoulement aura disparu, on pourra réduire la dose des Bols et n'en prendre qu'un gros le matin et un gros le soir.

Nº 11. *Potion Balsamique de M. Choppart.*

Prenez Eau distillée de Menthe . . . deux onces.
      Alcool . . . . *idem.*
      Baume de Copahu . . . . . . *idem.*
      Sirop de Capillaire . . . . . . *idem.*
      Eau de Fleurs d'Orangerun . . gros.
      Esprit de nitre dulcifié . . . . *idem.*
  Mêlez.

Prenez deux cuillerées à soupe de cette potion le matin, une à midi et une le soir, en observant qu'il y ait au moins une heure d'intervalle avant ou après les repas. Continuez-en l'usage pendant douze jours. Néanmoins, lorsque l'écoulement sera entièrement arrêté depuis deux ou trois jours, on pourra réduire la dose et n'en prendre qu'une cuillerée le matin et une le soir. On pourra également se rincer la bouche, avec un verre d'eau ou de limonade.

On observera d'agiter fortement cette potion, toutes les fois qu'on devra en faire usage , afin que le Baume de Copahu soit bien mêlé et pris au commencement comme à la fin.

Cette potion convient, comme les bols précédens, à la fin du traitement de la Gonorrhée, lorsque l'écoulement persiste et qu'il n'y a plus de virulence.

———————

Le Baume de Copahu est l'agent principal de ces deux compositions, c'est à lui seul qu'appartient la propriété de supprimer l'écoulement du canal, quelle que soit d'ailleurs la cause qui l'ait produit; mais on ne reconnaît à ce médicament aucune vertu anti-vénérienne. La prudence exige donc, comme je l'ai démontré en traitant de la Gonorrhée et comme le recommandent les savans *Astruc* , *Swédiaur* , *Monteggia*, *Nystent*, *Cullerier*, *Lagneau*, etc., etc., dans tous les cas un peu suspects , de faire subir un petit traitement anti-vénérien, avant de faire usage de ce Baume ; si l'écoulement était vénérien, ce médicament ne pourrait agir que comme repercussif; il ferait rentrer le virus dans la masse du sang et occasionnerait la vérole constitutionnelle, comme cela arrive journellement par l'effet de tous les prétendus *Remè-*

des secrets. Précieuses découvertes dont la base n'est autre chose que le Baume de Copahu, avec lequel on compose des *Bols ,* des *Opiats ,* des *Mixtures,* des potions, etc. , etc., qualifiés de quelques noms emphatiques pour mieux éblouir la multitude.

Une autre substance à laquelle on attribue une partie des vertus du Baume de Copahu, et de laquelle nos compositeurs *d'Arcanes* font un grand usage, c'est le *Poivre de Cubèbe.* L'expérience ayant démontré que ce médicament irrite le tube intestinal, et que sans ce rapport il peut avoir des suites fâcheuses , cette considération est cause que je ne l'emploie point dans mes formules , et que je n'en conseille point l'usage. Je donne la préférence au Baume de Copahu , comme étant d'une efficacité plus reconnue, quoiqu'à la vérité il purge aussi quelquefois , mais avec bien moins de violence que le poivre de *Cubèbe.*

La forme sous laquelle le Baume de Copahu répugne le moins à prendre , lorsqu'on avale facilement, c'est en bols.

N° 12. *Injection Astringente.*

Prenez Sulfate de Zinc . . . . demi gros.
  Extrait de Saturne . . demi once.
  Eau-de-Vie . . . . . *idem.*
  Laudanum liquide . . *idem.*
  Eau distilée . . . . . une livre.
 Faites dissoudre le *Sulfate* de Zinc et mêlez.

Autre (de l'hospice des Vénériens.)

Prenez Sulfate de Zinc . . . . deux gros.
  Pulvérisez dans un mortier et ajoutez **peu à peu** :
  Eau commune. . . . . deux livres.
  Vin d'Opium. . . . . . demi once.
 Mêlez.

On peut faire usage de l'une ou de l'autre de ces injections indifféremment à la fin du traitement de la Gonorrhée , quand l'écoulement persiste et qu'on a de la répugnance à prendre soit les bols Balsamiques n° 10, soit la potion de Choppart n° 11, ou enfin, quand l'écoulement a résisté à l'un et à l'autre de ces remèdes, ce qui est rare , mais ce qui arrive néanmoins quelquefois.

Les injections ne doivent se faire que lorsque la douleur et l'inflammation sont disparues. On ne doit pas non plus les faire de prime abord avec l'injection toute pure , dans la crainte d'exciter une trop vive irritation ; on la mitigera en y ajoutant plus ou moins d'eau commune , suivant le degré d'irritabilité du canal.

On reconnaîtra que l'injection est à son point, quand elle ne produira qu'une petite cuisson après un séjour de quelques secondes dans l'urètre. Ce signe doit être le guide pour toutes les injection astringentes qu'on voudra employer. Il sera donc convenable de rendre l'injection faible en commençant et de n'en augmenter la force que graduellement. (1)

(1) Manière de pratiquer les injections.

Cette opération qui paraît toute simple , exige beaucoup de précaution, soit pour ne pas blesser l'intérieur du canal avec le bout de la seringue , soit pour ne pas employer de prime abord d'injection trop irritante.

Pour faire les injections on se sert d'une petite seringue , le plus ordinairement en étain , qui ait la canule courte , le bout arrondi et dont le piston joue avec facilité.

Avant de s'injecter, il faudra uriner, ensuite après avoir rempli la seringue , on la prendra avec le pouce et les deux doigts du milieu de la main droite , et l'on posera le doigt indicateur dans l'anneau du piston , tandis qu'avec le pouce et le doigt annulaire de la main gauche on tiendra le gland et qu'avec l'indicateur et le doigt du milieu de la même main on dirigera le bout de la canule qu'on fera entrer d'une ou deux lignes dans le canal. Alors on poussera doucement le piston pour vuider à peu près le tiers de la seringue dans l'intérieur du canal. Cela fait , on retirera la seringue et l'on bouchera l'ouverture du canal avec le pouce de la main gauche , afin de maintenir le liquide

Nota. Ces mêmes injections peuvent servir aux femmes qui sont dans le même cas , c'est-à-dire , chez lesquelles l'écoulement persiste après avoir employé le traitement anti-vénérien convenable et après que l'inflammation est dissipée. On pourra rendre , chez le sexe, ces injections plus énergiques en doublant la dose de sulfate de zinc, ou bien ou pourra les remplacer par la dissolution nº 2ɔ , qui est plus active et qui remplira très bien le but. Elles bassineront plusieurs fois par jour leurs parties génitales avec une éponge ou un linge imbibé de cette dissolution ; elles se feront également des injections dans l'intérieur du vagin avec cette liqueur. On observera d'agiter la bouteille toutes les fois qu'on en fera usage.

dans l'intérieur au moins l'espace d'une demi minute. Ensuite on donne issue à l'injection en retirant le pouce. Après une ou deux minutes de repos on renouvellera une seconde fois l'opération de la même manière et enfin une troisième fois , s'il y a de l'injection dans la seringue.

Il faudra répéter cette opération 5 ou 6 fois dans les 24 heures, c'est-à-dire, employer 5 à 6 seringues pleines par jour, jusqu'à ce que l'écoulement soit supprimé. Ensuite on diminuera d'une injection par jour (une pleine seringue) jusqu'à ce qu'on se soit réduit à deux, qu'on continuera encore pendant une huitaine en en employant une le matin et une le soir.

N° 13. *Injection calmante* (de l'hospice des Vénériens de Paris.)

Prenez Têtes de Pavots . . . . . . un gros.
 Feuilles de tige de Morelle. *idem.*
 Eau commune . . . . . . une livre.
Faites bouillir pendant un quart d'heure, passez
et ajoutez :
 Extrait d'Opium . . . de dix à quinze grains.

Autre plus calmante (du D^r. Hamilton)

Prenez Extrait d'Opium . . . . . . demi gros.
 Eau chaude . . . . demi livre.
Après la solution ajoutez :
 Acétate de plomb liquide. un gros.
Mêlez.

On emploie l'une ou l'autre de ces injections pour
calmer les trop vives douleurs dans la Gonorrhée virulente. On retiendra le liquide dans le canal le plus
long-temps possible. On peut se servir de ces mêmes
compositions pour laver les Chancres et les Ulcères
douloureux.

N° 14. *Injection pour les Phimosis.*

Prenez Sulfate de Cuivre . . . . six grains.
 Eau pure . . . . quatre onces.
 Extrait de Saturne . . . vingt gouttes.
Faites dissoudre le Sulfate de Cuivre.
Mêlez.

Injectez le Phimosis quand l'inflammation commence à décliner. Agitez la liqueur toutes les fois que vous devez vous en servir.

DES PURGATIFS.

Nᵒ 15. *Médecine ordinaire*.

Prenez Manne . . . . deux onces.
  Séné . . . . deux gros.
  Sel d'Epson . . . . *idem.*
  Tisane de chicorée amère . de 4 à 5 onces.

Faites bouillir le Séné pendant un quart d'heure, dans la tisane de Chicorée ; ensuite ajoutez la manne qu'il faut faire fondre sans la faire bouillir, ainsi que le Sel d'Epson. Passez à travers un linge avec forte expression, et buvez tiède, le matin à jeun.

Nota. Quand on prend médecine, n'importe laquelle, on attend d'avoir fait la première selle avant de boire ; ensuite on boit toutes les demi heures, ou toutes les fois qu'on va à la garde-robe, une écuelle de bouillon rafraîchissant, ou de tisane de mauve ou de fleur de violettes.

Nᵒ 16. *Autre* (de l'hospice des Vénériens.)

Prenez Manne. . . . . deux onces.
  Casse . . . . *idem.*
  Sulfate de Soude. . . . . . . deux gros.
  Tisane de chicorée bouillante . . cinq onces.

N° 17. *Autre.*

Prenez Séné . . . . demi once.
    Sulfate de Magnésie . .   *idem.*
    Eau bouillante . . . . . six onces.

N° 18. *Autre en poudre.*

Prenez Jalap en poudre . . . . . 48 grains.
    Sucre en poudre. . . . . une cuillerée à café.
Délayez dans un verre d'eau et avalez.
Conduisez-vous pour toutes les médecines que vous
prendrez comme il est noté à celle n° 15.

DES DÉCOCTIONS.

N° 19. *Décoction émolliente simple.*

Prenez Feuilles de Mauve fraîche . . une poignée.
    Eau commune . . . . trois livres.
Faites bouillir pendant demi heure.

Autre.

Prenez Graine de Lin . . . . deux onces.
    Eau commune. . . . . . . trois livres.
Faites bouillir pendant une heure.

Autre.

Prenez Feuilles de Mauve fraîche . . une poignée.
    Graine de Lin. . . . . . . deux onces.
    Eau commune quatre livres.
Faites bouillir pendant une heure.

Nº 20. *Décoction émolliente et calmante.*

Prenez Têtes de Pavots blancs . . . une once.
Graine de Lin. . . . . deux onces.
Eau commune., ... quatre livres.

Nº 21. *Décoction plus calmante.*

Prenez Décoction nº 20 . . . . une livre.
Ajoutez Laudanum liquide . . . . . deux gros.

Mêlez.

On emploie cette décoction pour les Chancres douloureux. On les lave et on les recouvre avec un plumasseau de charpie trempé dans cette décoction. On obtient le même résultat en ajoutant à une simple décoction de mauve ou de graine de lin deux gros de laudanum liquide, par livre de décoction. C'est ainsi qu'on en use habituellement à l'hospice des Vénériens à Paris.

DES CATAPLASMES.

Nº 22. *Cataplasme émollient.*

Prenez Eau bouillante.

Farine de Graines de Lin, quantité suffisante pour la grandeur du Cataplasme que vous voulez faire.

N° 23. *Autre Cataplasme plus calmant.*

Prenez Décoction n° 20.

> Farine de Graine Lin, quantité suffisante pour la grandeur du cataplasme que vous voulez faire.

Nota. Pour faire les cataplasmes, il suffit de mettre dans un vase quelconque, la quantité de farine de graine de lin qu'on croira nécessaire à la grandeur du cataplasme qu'on voudra faire; ensuite on verse sur cette farine l'eau ou la décoction toute bouillante, en remuant au fur et à mesure, pour faire une pâte de consistance convenable, c'est-à-dire, ni trop épaisse, ni trop molle; on l'étend ensuite sur un linge pour l'appliquer sur la partie.

N° 24. *Fumigation.*

Prenez Oxide de Mercure gris bien pur . . deux gros.

Sucre en poudre . . . . *idem.*

Benjoin. . . . . *idem.*

Mêlez.

Mettez de demi gros à un gros de ce mélange sur un charbon ardent, et dirigez autant que possible la fumée vers l'Ulcère, soit avec un entonnoir ou avec toute autre chose qui puisse remplir ce but.

DISSOLUTIONS.

Nº 26. *Dissolution de Sulfate de Cuivre.*

Prenez Sulfate de Cuivre . . . . . un gros.

Eau commune. . . . . . . deux onces.

Faites dissoudre le Sulfate de cuivre dans l'eau, ajoutez de 20 à 30 gouttes d'Extrait de Saturne.

Mêlez.

On en bassine une ou deux fois par jour les Chancres et les Ulcères indolens. Cette dissolution les cautérise insensiblement, fait tomber les chairs baveuses et accélère la cicatrisation.

Nota. On fera bien de ne point l'employer toute pure de prime abord, afin de ne pas occasionner trop d'irritation ; on commencera donc par la mitiger avec plus ou moins d'eau commune.

Nº 26. *Dissolution astringente.*

Prenez Sulfate de Zinc . . . . . . demi once.

Extrait de Saturne. . . . . *idem.*

Esprit-de-Vin . . . . *idem.*

Eau commune . . . . deux livres.

Faites dissoudre le Sulfate de Zinc et mêlez.

Cette dissolution convient pour injecter l'intérieur du prépuce et faire prendre des bains à la verge ; dans le cas de Phimosis indolent ou œdémateux, ainsi que pour injecter l'intérieur du vagin, dans la Gonorrhée chez les femmes, quand il n'y a plus d'inflammation , et dans la *Blennorrhée.* Elle peut également remplacer l'injection n° 12.

N° 27. *Lotion anti-syphilitique noire*
(du D^r. Swédiaur.)

Prenez Proto-Chlorure de Mercure . . un gros.
       Eau de chaux. . . . . quatre onces.
Mêlez.

Cette lotion est très recommandée par Swédiaur contre les Chancres et les Ulcères vénériens indolens et sujets à récidiver , ou lorsqu'il y a complication avec le vice dartreux. On applique sur l'Ulcère un petit plumasseau de charpie imbibé de cette liqueur.

GARGARISMES.

N° 28. *Gargarisme adoucissant.*

Prenez Eau d'Orge ou de la tisane n° 1 ou 2. six onces.
       Miel . . . . deux onces.
Mêlez.

Gargarisez-vous souvent, quand la bouche ou l'arriè-re-bouche sont enflammées ou quand il y a des Chancres irrités. On pourra rendre ce gargarisme plus calmant, en y ajoutant de dix à quinze gouttes de Laudanum liquide.

N° 29. *Gargarisme anti-vénérien.*

Prenez Gargarisme n° 28 . . . . . . six onces.
   Liqueur de Van-Swieten . . deux onces.
 Mêlez.

On fait usage de cè gargarisme pour les Chancres
ou Ulcères de la bouche, quand il n'y a point ou
bien peu d'inflammation.

N° 30. *Liniment Muriatique.*

Prenez Acide Hydro-Chlorique . . . un gros.
   Huile d'amandes douces . . . une once.
 Mêlez.

Frictionnez les parties du corps où il y a des taches,
après la guérison des pustules consécutives.

N° 31. *Liqueur de Van-Swieten.*

Prenez Deuto-Chlorure de Mercure (Sublimé cor-
      rosif.) . . . huit grains.
   Eau distillée. . . . . trente-deux onces.

Faites dissoudre le Deuto-Chlorure avec l'eau
distillée dans un mortier de verre.

On fait ordinairement la liqueur de Van-Swieten
beaucoup plus chargée de Sel Mercuriel. J'ai donné
la préférence à cette formule, vu que ce Sel étant
plus étendu, il est plus facile de le diviser en plus petites fractions.

Chaque once de cette dissolution contiendra un quart de grain de sel mercuriel, et par conséquent, chaque cuillerée, un huitième de grain à peu près.

Dans les symptômes primitifs, la dose pourra être portée jusqu'à quatre cuillerées à bouche par jour, mais non pas tout-à-coup, on commencera par une cuillerée le matin et une le soir, toujours mélangée avec les cuillerées de Rob, comme il est dit au traitement mixte. L'on augmentera graduellement jusqu'à deux cuillerées le matin et deux le soir, si les forces du malade le permettent et que son estomac n'y répugne pas trop. Mais chez les femmes et les personnes délicates ou affaiblies par les maladies, cette augmentation ne devra se faire que très lentement et avec beaucoup de précaution. Dans tous les cas, on ne doit jamais dépasser quatre cuillerées par jour; ce qui fera à peu près la valeur d'un demi grain de Sel Mercuriel.

Dans tous les symptômes consécutifs, il suffira d'ajouter une cuillerée de cette liqueur le matin et une le soir à la dose de Rob, comme il a été également expliqué à l'article *Traitement mixte*.

Si c'est le goût du malade, on pourra, dans les symptômes primitifs, lorsqu'on aura mélangé la liqueur de Van-Swieten avec le Rob, achever

de remplir le verre avec une des tisanes n°s 1,
2, 3 ou 4, et dans les symptômes consécutifs
avec la tisane de Salsepareille n° 33.

On observera de ne mélanger la liqueur de
Van-Swieten dans le verre qu'au moment de
l'avaler, afin d'éviter la décomposition, et d'a-
giter la bouteille de Rob et de liqueur de
Van-Swieten toutes les foisqu'on en fera usage,
afin que le remède soit pris également au commencement et à la fin de la bouteille.

N° 32. *Vrai Rob ou Sirop Sudorifique anti-vénérien.*

Prenez Salsepareille de Portugal 1re qualité (1) coupée
à petits morceaux . . six onces.
Bois de Gayac rapé. . . . six onces.
Eau commune. . . . . quatre livres.

Mettez le tout dans un pot de terre vernissé ; faites
infuser sur les cendres chaudes pendant 24 heures ;
retirez ensuite de l'eau la Salsepareille ; mettez-la
dans un mortier de marbre ; broyez-la bien ; remet-
tez-la dans le pot et faites bouillir à petit feu jusqu'à
consommation de la moitié ; demi heure avant de la
retirer du feu, ajoutez :

Sassafras . . . . demi once.

Passez à traver un linge ; exprimez fortement ; re-

(1) On distingue deux espèces de Salsepareille. La meilleure
est celle qu'on nomme de *Portugal*, parce qu'elle vient des
colonies portugaises. Ce sont des racines sarmenteuses de

mettez la décoction sur le feu ; ajoutez deux livres de sucre, et faites cuire jusqu'à consistance de sirop.

De tous les Sirops ou Robs anti-Syphilitiques, comme on est convenu de les nommer depuis quelque temps, cette formule est sans contredit la meilleure et la plus généralement employée par tout ce qu'il y a de plus recommandable en médecine tant dans les hôpitaux que dans la pratique journalière. Cette haute réputation est acquise au rob par une longue expérience qui a constamment démontré sa supériorité sur tous les autres anti-vénériens connus, particulièrement dans la Syphilis constitutionnelle ancienne ou dégénérée.

Pour la manière d'en faire usage, afin de ne pas répéter ce qui a déjà été dit, je prends la liberté de renvoyer le lecteur à l'article

---

plusieurs pieds de long, et grosses à peu près comme une plume à écrire, cannelées sur leur longueur, avec une écorce mince et de couleur brun - roussâtre. Lorsqu'on la fend, ce qu'on fait toujours pour s'en servir, elle est blanche au milieu avec une raie rose ou brun-clair de chaque côté, surtout quand elle n'est pas trop vieille. La substance interne de l'écorce est comme farineuse et se réduit en poussière lorsqu'on la frotte avec les doigts. Le cœur de cette racine est ligneux, uni, pliant et difficile à rompre Il faut la choisir grosse, lourde, bien nourrie et qu'il n'en sorte point de poussière en la fendant.

La seconde espèce qu'on nomme *d'Espagne* ou de *Honduras*, est baucoup moins estimée. Elle est moins brune à l'extérieur et l'on ne trouve pas de lignes roses dans son intérieur, quand on la fend.

Traitement par les Sudorifiques, page 193 et suivantes , ainsi qu'au *Traitement Mixte* , page 204 et suivantes.

Ce précieux remède possède de plus l'avantage d'être très sain et de ne jamais altérer le tempéramment dans aucun cas. Il n'est pas non plus un secret , puisqu'on en trouve la recette dans plusieurs ouvrages de médecine de haute réputation , tels que le Grand Dictionnaire des sciences médicales, le traité des maladies vénériennes par M. Lagneau , etc. Il mérite donc sous tous les rapports pleine confiance ; pour plus de sûreté, j'engagerai mes lecteurs , afin d'éviter d'être la dupe de ces prétendus *philantropes*, amis de l'humanité , dont le seul but est un *sordide intérêt* , à composer ce remède eux-mêmes, vu qu'indépendamment de la propreté qu'ils y trouveront , ils auront de plus la certitude de prendre un Rob bien fait, composé avec des médicamens de première qualité, ce qui augmentera leur confiance qui est comme l'on sait, la moitié de la guérison.

Dans le cas où leur position ne leur permettrait pas de confectionner ce remède eux-mêmes ; ils pourront le faire préparer par un pharmacien ou par d'autres personnes de confiance, ou bien le faire prendre à l'un des dépôts que j'ai établis , où l'on sera certain de l'avoir conforme à la formule ci-dessus.

N° 33. *Tisane de Salsepareille.*

Prenez Salsepareille de Portugal , coupée à petits.
morceaux . . . . deux onces.
Eau commune . . . . deux litres.

Faites infuser sur la cendre chaude pendent douze heures ; ensuite faites bouillir à petit feu jusqu'à la réduction de moitié.

Employez cette tisane comme il est dit à l'article Traitement par les Sudorifiques, page 193 et suivantes et au Traitement Mixte , page 204 et suivantes.

Nota. Si cette tisane irritait les papilles nerveuses de quelques estomacs délicats , par la légère acreté qui lui est particulière, on y remédierait en y ajoutant, avant de la retirer du feu, demi once de Gomme Arabique , ou bien si l'on préfère , on pourra l'édulcorer avec du sucre , du miel, du sirop de gomme, de guimauve, de capillaire ou tout autre équivalent.

N° 34. *Tisane seonde de Salsepareille.*

Prenez Le marc de la tisane de Salsepareille ci-dessus n° 33. Faites bouillir pendant une ou deux heures dans deux litres d'eau.

Le malade boira de cette seconde tisane
dans le courant de la journée, à sa soif, et
même à ses repas ; il pourra y ajouter un peu
de vin, lorsqu'il mangera, s'il le trouve plus
agréable.

N° 35. *Pilules anti-syphilitiques.*

Prenez Deuto-Chlorure de Mercure (Sublimé cor-
        rosif) . . . . dix-huit grains.
      Faites dissoudre dans suf-
fisante quantité d'eau distilée.
     Ajoutez farine de froment . . demi once.
     Gomme Arabique en poudre deux gros.
     Opium . . . . dix-huit grains.
     Camphre . . . . un gros.

Faites une masse et divisez en cent quarante-quatre
pilules. Chacune de ces pilules contiendra à peu près
un huitième de grain de Sel Mercuriel.

On emploie ces pilules pour remplacer la
liqueur de Van-Swieten, dans le Traitement
Mixte, voyez page 204 et suivantes.

N° 36. *Vinaigre Ammoniacé* (de Boerhaave)

Prenez Acide acétique faible . deux onces.
     Muriate d'Amoniaque . une once.

. Faites dissoudre le Muriate dans l'acide ; on fait
usage de ce vinaigre pour résoudre les Phimosis indolens ; on l'emploie en lotion ou on l'applique avec
des compresses qu'on y a trempées.

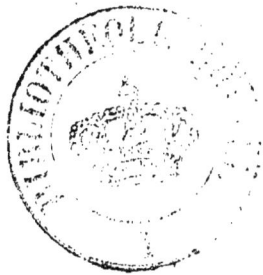

TABLE

DES MATIÈRES.

TABLE

DES MATIÈRES.

CHAPITRE 1.

DES SYMPTOMES PRIMITIFS.

Ce symptôme étant le plus fréquent et quelquefois le plus opiniâtre de la Syphilis et celui qui fait le plus de victimes pour être traité trop légérement, on est entré dans quelques développemens. On a démontré qu'il y a deux espèces d'écoulement : l'un produit par le virus vénérien et l'autre occasionné par une irritation quel-

conque; qu'il n'existe aucun signe certain qui fasse
reconnaître cette différence, que le *virus de la
Gonorrhée est le même que celui qui produit la
Vérole et que la Vérole peut être produite par
la Gonorrhée.* Proverbe populaire à ce sujet.
Différentes observations des savans *Hunter,
Cullerier, Lagneau,* etc., à l'appui. Quelques
considérations sur les grands maux qu'ont occasionnés et qu'occasionnent journellement les Balsamiques et, en général, tous les remèdes repercussifs, etc., etc.

CHAPITRE II.

symptômes se développent le plus communément, etc.

C'est le symptôme de la Syphilis le plus anciennement connu. On les divise en Pustules *ortiées*, *millaires*, *galeuses*, *lenticulaires*, *mérisées*, *muqueuses*, *séreuses* ou *vésiculaires*, *squam-meuses*, *croûteuses*, *ulcérées*, *serpigineuses*, *dartreuses* et *formiculaires*. Description de chacune de ces variétés et traitement qui lui convient.

sûr de tous, surtout lorsque le virus est ancièn
et très invétéré. Quelques détails historiques sur
l'origine de leur emploi. Préférence qu'on doit
donner à la *Salsepareille*, au *Gayac*, à la *Squine*
et au *Sassafras*, sur toutes les autres substances
réputées sudorifiques.

La forme sous laquelle on administre le plus communément les sudorifiques est en *Décoction* et en
Sirop ou *Rob*. Régimes qu'ils nécessitent, doses
auxquelles ils doivent être administrés, etc.

Manière d'administrer les sudorifiques dans la Gonorrhée virulente et dans la bénigne, dans le
Phimosis, les Paraphimosis, les Chancres, les Bubons et autres symptômes primitifs.

Manière d'administrer les Sudorifiques dans les
Chancres et *Bubons* consécutifs, les *Ulcères* de
la bouche, du nez, etc., les *Pustules*, les douleurs *Ostéocopes*, dans les *Exostoses*, *Périostoses*, etc., etc.

Quelques considérations sur ce genre de traitement.
Avantage qu'on en obtient dans bien des circonstances; forme sous laquelle il est le plus convè-
nable d'administrer la quantité de sel mercuriel
qui convient à ce traitement. Précautions à prendre pour éviter sa décomposition et pour qu'il
ne puisse pas nuire. Facilité avec laquelle il
fait disparaître les symptômes, etc.

La manière la plus convenable d'employer le mercure est sous la forme du sel que les chimistes nomment *Deuto-Chlorure de mercure* (Sublimé corrosif) avec lequel on prépare les *Pilules anti-syphilitiques* et la liqueur de *Van-Swiè-ten.* Manière d'en faire usage simultanément avec les sudorifiques, dans les symptômes *Primitifs* et dans les symptômes *Consécutifs* ou vérole constitutionnelle, etc.

Les anciens ne traitaient point les femmes enceintes, atteintes de la Syphilis, avant leur délivrance, dans la crainte de provoquer l'avortement. Facheuse conséquence de ce préjugé. Préparation qu'exige l'état des femmes enceintes avant de commencer leur traitement. Elles peuvent employer indifféramment le traitement sudorifique ou le mixte. Si elles étaient trop près du terme de leur accouchement, il faudrait attendre leur délivrance, etc.

Le virus vénérien est-il héréditaire ?..... Opinion la plus généralement reçue. Différentes manières dont les enfans peuvent contracter la Syphilis, symptômes dont ils peuvent être affligés, l'*Ophtalmie vénérienne*, les *Pustules vénériennes*, les *Chancres*, les *Bubons*, les *Exostoses* et les *Périostoses*, les *Excroissances* ou *Végétations.* Traitement, etc.

Précepte d'Hippocrate : On doit guérir l'enfant à la mammelle en traitant la nourrice. Moyen conseillé par *Swediaur* pour remplacer le lait de la nourrice quand quelque obstacle s'oppose à l'allaitement. Traitement général qui convient le mieux. Manière de traiter les enfans déjà sevrés, etc. etc.

F I N.

www.ingramcontent.com/pod-product-compliance
Lightning Source LLC
Chambersburg PA
CBHW070245200326
41518CB00010B/1699